LETTRES

D'UN

PÈLERIN DE ROME

Par B. Destombes

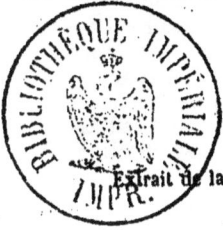

Extrait de la *Semaine religieuse* du Diocèse de Cambrai.

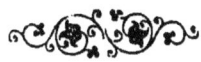

LILLE

IMPRIMERIE-LIBRAIRIE A. BÉHAGUE, RUE DE PARIS, 17

— 1867 —

LETTRES

D'UN PÈLERIN DE ROME.

PREMIÈRE LETTRE (1).

Chambéry, le 9 juin 1867, jour de la Pentecôte.

« Je vous ai quittés jeudi soir, mes chers enfants, le cœur et l'esprit tout remplis de l'émotion inexprimable à laquelle avaient donné lieu les manifestations si touchantes qui avaient précédé mon départ (2). Je sentais que j'étais doublement le pèlerin de Rome, le voyageur *ad limina apostolorum*, comme le dit le *celebret* de l'Archevêché de Cambrai. Toutes mes pensées et toutes mes affections allaient, d'elles-mêmes et avec un grand charme, tantôt à vous, chers enfants, que je quittais, tantôt au Père commun, vers qui je me dirigeais. Or, une de ces pensées me porte à vous adresser un tout petit journal de mon voyage : je me retrouverai ainsi plus habituellement avec vous, et si un jour vous allez aussi à Rome vénérer le Vicaire de Jésus-Christ, je serai en quelque sorte le compagnon de votre pèlerinage et le confident de vos douces émotions. Je vais donc laisser ma plume courir au hasard et sans étude : je vous écri-

---

(1) Cette lettre est adressée aux élèves du collége Saint-Jean de Douai, par leur supérieur, M. Destombes : Nous sommes heureux de pouvoir en donner communication à nos lecteurs et de leur annoncer que, durant le mois de juin, la *Semaine Religieuse* publiera plusieurs autres lettres de l'auteur de *l'Histoire de Saint-Amand* et de *la Persécution religieuse*, de l'un des rédacteurs les plus zélés de notre revue hebdomadaire.

(2) Avant le départ de M. Destombes, une scène touchante s'est passée au collége Saint-Jean : les élèves ont adressé leurs adieux à leur bien-aimé supérieur et l'ont prié de demander pour eux au Saint-Père la bénédiction apostolique. C'est en pleurant, c'est au milieu des larmes des maîtres et des élèves que M. le Supérieur, qui ne s'attendait pas à cette démonstration, a remercié ses enfants et leur a promis de ne pas les oublier aux pieds du Souverain-Pontife et au tombeau du Prince des Apôtres.

rai, comme je parle quand je suis au milieu de vous, avec l'abandon cordial qu'inspirent un amour et une confiance réciproques...

» Nous quittons Paris le vendredi 7 juin, à six heures quarante minutes du matin. Suivez-moi et rattachez quelques souvenirs historiques à Alfort, Melun, Fontainebleau, Montereau, Sens, Dijon, Beaune, Châlons, Mâcon, Trévoux, Lyon. Nous faisons une station dans cette dernière ville..... Le lendemain, samedi, je gravissais lentement la haute colline de Fourvières, après avoir fait, en passant, ma prière, pour vous et pour moi, à l'église Saint-Jean, l'antique métropole de Lyon; à huit heures, j'entrais dans le sanctuaire. Déjà beaucoup de personnes avaient assisté à la sainte Messe et communié : quand je célébrai moi-même le saint Sacrifice à l'autel de Notre-Dame de Fourvières, plusieurs hommes s'agenouillèrent à la Table sainte. Le premier attira mon attention : c'était un beau jeune homme de vingt-trois ans environ, figure encadrée dans une épaisse barbe noire, moustache fine et élégante, modeste et pieux comme un ange. Ma pensée se reporta sur tel ancien élève de Saint-Jean..... Si Dieu permet, mes chers enfants, que vous entriez un jour dans ce sanctuaire, vous y sentirez des impressions religieuses qui font bien à l'âme; et en voyant, par d'innombrables *ex-voto*, combien de grâces spéciales y ont été obtenues, vous comprendrez que vous pouvez tout demander et tout espérer pour votre âme.

» Après avoir contemplé, du haut de la colline de Fourvières, le magnifique spectacle que présente la ville de Lyon, avec ses rues en amphithéâtre, ses vastes faubourgs, ses quais bordés d'arbres et ses deux fleuves, nous recherchons les souvenirs des premiers siècles de l'ère chrétienne. L'on nous montre l'emplacement de l'ancien Forum et de l'Amphithéâtre, et surtout les lieux arrosés par le sang des martyrs durant la persécution de Marc-Aurèle. Nous entrons avec émotion dans une obscure et froide prison creusée, au sein de la pierre blanche, près de la loge des bêtes féroces du Cirque. Au milieu se trouve une colonne, au sommet de laquelle est enfoncé un anneau en fer, rouillé par le temps : c'est à cette colonne et à cet anneau que fut attachée la vierge Lyonnaise, sainte Blandine; à trois pas d'elle, saint Pothin, le premier évêque de Lyon, vieillard âgé de quatre-vingt-dix ans, avait été jeté dans un trou si bas et si étroit, qu'il était forcé, pour s'y tenir, d'être plié sur lui-même. En un cachot voisin, saint Irénée attendit avec 48 chrétiens, l'heure de ce grand massacre durant lequel le sang des chrétiens coula à flots sur une pente de la colline nommée depuis le Gourgillon (*Gurges*). Les ossements des martyrs, recueillis par des mains pieuses, ont été profanés en 1542, par les Calvinistes. Nous visitions les tombeaux qui ont échappé à leur fureur avec trois prêtres Hollandais, et je crus remarquer une émotion particulière sur leurs traits, quand ils lurent l'inscription qui rappelle cette profanation; ils pensaient sans doute à ces martyrs de Gorcum, que les Calvinistes en Hollande ont fait périr de la mort la plus horrible et qui devaient être canonisés quelques jours plus tard.

» Nous descendons vers la place Bellecour; c'est l'une des places les plus belles de France, et j'ajouterai l'une de celles qui doivent, plus que toutes les autres, inspirer une pensée religieuse. On y aperçoit, de tous les points, la statue de N.-D. de Fourvières, qui domine la place, la cité et les alentours, et au bas de laquelle les pieux Lyonnais ont écrit : *Ils m'ont confié la défense de leur ville*.... C'est non loin de là que nous apprîmes l'attentat à la vie du Czar : comme les réflexions se pressèrent alors dans ma tête, en pensant d'un côté aux monarques de l'Europe, et de l'autre au Souverain-Pontife !... Pourquoi ont-ils voulu se soustraire à l'obéissance due au Vicaire de Jésus-Christ ?... Leur couronne, leur vie en est-elle plus assurée ?...

» Vers six heures du soir, nous partons par le chemin de fer pour Chambéry : nous étions déjà bien loin de Lyon, et j'apercevais encore, sur le haut de la colline, la statue de Notre-Dame de Fourvières, et je lui envoyais encore un *Ave, maris stella*. Nous longeons assez longtemps le cours torrentueux du Rhône ; puis nous nous engageons dans les gorges sauvages des montagnes du Bugey. Bientôt c'est le lac du Bourget qui se présente à notre droite : les rayons de la lune si clairs dans les contrées méridionales, nous permettent d'admirer l'étendue, le calme et la beauté de ce lac, bordé de hautes montagnes.

Il était nuit quand nous arrivâmes à Chambéry....

C'est de cette ville que je vous écris au crayon, à la hâte et sans relire. Nous partons dans un moment pour Annecy où vit encore le souvenir de saint François de Sales. Je demanderai à ce saint évêque, d'un esprit si doux, si charitable, et en même temps d'un cœur si français, je lui demanderai, pour vous et pour moi, la vraie douceur chrétienne, si ferme, si inébranlable quand il s'agit de la conscience et des principes, si aimable et si complaisante pour tout le reste. *Omnibus omnia factus sum, ut omnes facerem salvos;* je me suis fait tout à tous, afin de les sauver tous, comme disait saint Paul...

» Au revoir, mes chers enfants; à bientôt une autre lettre. »

DEUXIÈME LETTRE.

Milan, mercredi 12 juin 1867.

» Comme je vous l'ai dit en terminant ma première lettre, le lundi 10 juin nous sommes partis pour Annecy afin de faire notre pèlerinage au tombeau de saint François de Sales; une route pittoresque nous y conduisit en quelques heures. Nous priâmes quelque temps, dans la chapelle qui porte le nom du saint évêque, devant ses ossements sacrés placés au-dessus de l'autel. J'espère que saint François de Sales, dont la jeunesse a été si vertueuse, qui a donné tant d'exemples d'édification, et à Paris et en Savoie, sera votre protecteur spécial pendant le temps de vos études et durant toute votre vie..... Vous parlerai-je du charmant petit lac d'Annecy constamment sillonné par de gracieuses embarcations ? Les hautes montagnes qui l'entourent s'empreinaient par intervalles de teintes violacées, qui défieraient, je le crois, les pinceaux les plus habiles et les plus hardis. Que le coucher du soleil était splendide !.... La beauté des sites et la douceur des souvenirs se réunissaient pour nous rendre agréable notre pèlerinage à Annecy ; aussi, nous sommes rentrés à Chambéry, heureux et satisfaits malgré la fatigue.

» Le mardi 11 juin, à onze heures du matin, nous quittons la bonne et pieuse ville de Chambéry, nous dirigeant vers Saint-Michel, dernière station française. Voyage tranquille ; premiers regards jetés sur les grandes Alpes, et sur ces neiges éternelles qui forment d'impétueux torrents dont le bruit monte jusqu'à nous, dont les cascades blanchissent à travers les déchirures de la montagne.... A Saint-Michel, cinq voitures attendent les voyageurs qui se disposent à passer en Italie : les pèlerins de Rome, prêtres, religieux, religieuses, laïques, occupent quatre de ces voitures ; nous remarquons deux évêques des Colonies anglaises.... Nous montons : à droite et à gauche, des torrents, des précipices, des cascades ; nous arrivons à l'endroit où s'ouvre le tunnel qui passera un jour sous le mont Cenis et nous contemplons l'énorme appareil, établi pour faire circuler l'air dans cet interminable passage, où déjà tant d'ouvriers ont péri.... Nous montons toujours. La poussière et la chaleur nous suffoquent : dans un pèlerinage, il est bon d'éprouver des souffrances, que l'on puisse offrir au Dieu crucifié. Quand nous approchons du sommet, nos chevaux sont remplacés par quatorze mulets des Alpes.... Nous descendons pour alléger le poids de la voiture et nous dégourdir un peu le jarret. L'air est si vif, qu'un prêtre espagnol qui me parlait, s'évanouit subitement et tombe sur une borne qui borde la route ; je le soutiens dans mes bras, et, après l'avoir fait revenir à lui, nous le conduisons péniblement au sommet de la montagne, où notre voiture nous attendait.... Deux chevaux remplacent les quatorze mulets ; nous descendons, les cinq voitures parcourent avec une rapidité effrayante la route qui se replie sept fois sur elle-même, semblable à une couleuvre qui se recourbe et qu'on peut suivre du regard ; chacun se tait et comprend qu'il est bon de se recommander à Dieu.... Enfin nous voici à Suze, en Italie ; le chemin de fer nous conduit à Turin, où nous arrivons à minuit.

» Je ne vous décrirai pas cette capitale du Piémont : ses places, ses châteaux, ses statues, ses rues coupées presque toutes à angle droit n'offrent rien de bien remarquable ; mais je vous ferai admirer la splendide chapelle du Saint-Suaire, l'église du Saint-Sacrement de Miracle, qui me rappelle Douai, et aussi le Pô avec ses rives si gracieuses, et les montagnes qui dominent la cité de leurs cimes verdoyantes....

» Prenez avec moi votre billet à la station de Turin pour Milan ; montez en wagon : voici la sépulture des princes de la maison de Savoie sur la montagne de la *Soperga* ; nous pouvons presque toucher Verceil et ses beaux clochers ; le train ralentit sa marche avant d'arriver à *Magenta*, et nous lisons sans peine l'inscription tracée sur la pyramide élevée à la mémoire des Français tués dans cette bataille. Durant quinze minutes d'arrêt, un employé de la station nous explique toutes les circonstances principales de la bataille, la position des armées, le poste d'où l'Empereur, monté sur une tour, suivait le combat, et la marche tournante de Mac-Mahon qui déboucha si à propos sur l'ennemi : une maison est encore criblée de boulets. Le soir, nous descendons à Milan, à l'hôtel de France, près de la cathédrale.

» Aujourd'hui mercredi, nous avons visité cette splendide cathédrale que je n'essaierai pas de décrire; il faudrait un livre. Nous avons la consolation de dire la sainte Messe dans la chapelle souterraine de Saint-Charles. Je suis encore à l'autel, quand commence l'Office canonial célébré selon le rite et le chant *Ambroisiens;* je distingue le *Te Deum*, et ma pensée se reporte vers saint Ambroise et saint Augustin qui, d'après la tradition, ont composé cette hymne triomphale de l'Eglise. C'est à Milan qu'Augustin a cessé de lutter contre la grâce qui le poursuivait et qu'il a répété en son cœur : *Nonne potero quod et isti, et istæ;* ne pourrai-je pas faire ce qu'ont fait tant de chrétiens, tant de chrétiennes? C'est ici qu'il a écouté les enseignements et les conseils de saint Ambroise, qu'il a pleuré en entendant les chants harmonieux de l'Eglise : *Currebant lacrimæ, et mihi bene erat cum illis;* mes larmes coulaient, et j'étais heureux d'en être arrosé, comme il nous le dit lui-même. »

Venise, jeudi 20 juin.

« Pour aller de Milan à Venise, nous traversons Treviglio, Bergame, Brescia, Peschiéra, Vérone, Vicence, Padoue (patrie de Catulle, de Cornelius Nepos et de Pline le Jeune); nous franchissons successivement l'Adda, le Mincio, l'Adige. Le mercredi, à sept heures du soir, nous sommes sur l'interminable aqueduc qui traverse les lagunes : voici Venise. Autour de la station, une foule de gondoles, au lieu d'omnibus; nous prononçons le mot *albergo di luna*, et aussitôt un gondolier, avec cette adresse et cette rapidité devenues proverbiales, nous conduit, nous et nos bagages, à l'hôtel de la Lune, près de l'église Saint-Marc.....

» Que de souvenirs dans Saint-Marc ; nous contemplons avec un intérêt tout particulier la chaire en pierre sur laquelle le saint Evangéliste était assis quand il parlait aux fidèles d'Alexandrie. Il s'y trouve des caractères syriaques, et je me rappelle qu'un savant jésuite, le P. Secchi, en les déchiffrant, y a trouvé ces trois mots : *In æternum juxta Petrum;* Marc toujours avec Pierre.... Venise est riche surtout en objets rapportés de l'Orient : coupoles, mosaïques, peintures, tout y présente un caractère byzantin..... »

Rome, Dimanche 23 juin.

» Suivez-moi rapidement de Venise à Lorette. Après avoir quitté la ville des Doges, nous arrivons à Padoue ; c'est le jour même de la fête de saint Antoine, patron de cette ville. Nous faisons une station afin d'aller prier au splendide autel où repose son corps. Une foule de pèlerins, accourus de lointaines contrées, y font leurs dévotions avec cette piété touchante, particulière au peuple italien. L'église, qui offre huit coupoles byzantines, est très-riche et très-intéressante à visiter.... Nous remontons en wagon ; l'un de nos compagnons de voyage est un jeune Autrichien, qui vient d'assister au sacre de l'empereur d'Autriche.... Nous parlons de la situation.... Il vient de lire dans l'église même de Saint-Antoine une lettre supposée de l'évêque de Padoue (qui est absent), dans laquelle on lui fait déclarer qu'il reconnaît l'unité de l'Italie avec Rome pour capitale ; c'est l'un des mille mensonges du parti révolutionnaire....

Je ne parlerai pas de Bologne, de Rimini et de Pesaro ; voici Sinigaglia, la patrie de Pie IX... Durant plusieurs heures nous longeons là mer bleuâtre de l'Adriatique, regardant les voiles blanches qui la traversent.... Nous passons à Ancône, place de guerre assez petite et peu fortifiée ; l'honneur et le devoir pouvaient y protester contre l'injustice et la violence : rien de plus.

» Nous arrivons à Lorette, et gravissons la hauteur sur laquelle s'élèvent l'église et le sanctuaire de la *Santa-Casa*. Que de touchants souvenirs se présentent à l'âme en pénétrant dans cette sainte demeure. C'est la maison habitée par la sainte Vierge à Nazareth, la maison dans laquelle l'ange la salua Mère de Dieu. J'ai bien pensé à vous en récitant mon chapelet dans ce sanctuaire ; j'ai demandé que toujours, jusqu'à votre dernière heure, cette invocation sainte soit la force et la consolation de votre vie.

» Dans le trésor, se trouvent des présents offerts par un grand nombre de souverains, le diadème de la reine d'Espagne, des colliers de vermeil, les drapeaux que Sobieski enleva sur les Turcs lorsqu'à la tête de ses braves Polonais il délivra la ville de Vienne.... On ne sait point quitter ce sanctuaire si cher à la piété.

» Nous allons à Castelfidardo ; ce lieu, aujourd'hui célèbre dans l'histoire, est situé à trois kilomètres de Lorette. Le conducteur de la voiture et deux paysans qui travaillaient à peu de distance nous font connaître la position respective des deux armées. Les Piémontais avaient établi leur centre dans une maison située au sommet d'une petite colline. Sur le penchant de cette colline, près du chemin qui conduit à la chapelle de Lorette que l'on voit sur la montagne, étaient les zouaves ; la position, les forces, tout était inégal pour ces derniers ; il leur fallut le courage surhumain qu'inspire la plus sainte des causes pour ne pas refuser le combat dans de pareilles conditions : comme les Machabées ils furent ensevelis dans leur défaite triomphale. Nous vîmes l'endroit où succomba l'héroïque Pimodan, et la route que suivit La Moricière, lorsqu'à la tête de quelques braves il traversa les bataillons ennemis pour se retirer dans Ancône et y protester encore quelques jours contre l'iniquité, et enfin le champ dans lequel ont été enterrés les courageux défenseurs des droits de l'Église. Agenouillés sur le sol, nous récitâmes le *Te Deum* et le *De Profundis ;* puis nous enlevâmes quelques parcelles de la croix de bois élevée sur cette tombe glorieuse, et nous retournâmes à Lorette.

» De Lorette à Rome le voyage nous parut long ; nous avions hâte d'arriver dans la capitale du monde chrétien : nous y entrâmes le samedi 22 juin. »

Rome, Mercredi 19 Juin 1867.

» Arrivés à Rome le samedi 15 juin vers dix heures du matin, nous ne tardâmes pas à nous diriger vers le château Saint-Ange : il me tardait de trouver là, parmi les zouaves, quelqu'un de nos braves enfants du diocèse de Cambrai. Les permissions demandées et obtenues, nous montons ; et bientôt j'embrasse, plein de joie, M. Victor Crombé, à qui je remets une lettre de sa famille : tous nos autres zouaves du pays étaient de service en différents lieux, à l'exception de M. Lallemant, lieutenant, ancien professeur de Marcq, que nous allâmes voir dans une chambre de l'infirmerie.

» Nous entrons dans la *basilique de Saint-Pierre*. Mes lèvres murmuraient une prière, dans laquelle j'exprimais, sans suite et sans étude, les sentiments qui se pressaient dans mon cœur. Je priais, je regardais, je réfléchissais. Comme on l'a dit souvent, les proportions de cet immense édifice sont d'une telle régularité qu'il n'est point possible de saisir immédiatement du regard l'étendue de ses dimensions. Il faut approcher et examiner de plus près pour apprécier et l'ensemble et les détails.... On fait, dans Saint-Pierre, de grands travaux pour les fêtes prochaines....

» Au *Vatican*, nous pûmes assister à une partie de l'office dans la *Chapelle Sixtine*, où les Cardinaux étaient réunis pour les premières vêpres de la fête de la Sainte-Trinité. Quelles voix admirables l'on entend dans cette chapelle !

» Toujours guidés par quelques excellents zouaves du Nord, nous faisons une première et rapide visite au Forum, au palais des Césars, au Colysée.... Au milieu de la vaste arène qu'entoure la ruine gigantesque si bien nommée le colossal édifice *(colosseo)* s'élève une croix de bois que je baisai avec ferveur. Combien de martyrs ont arrosé cette terre de leur sang ! Combien de vieillards comme saint Ignace, combien de jeunes gens comme Pancratius, y ont été dévorés par les bêtes féroces ! J'ai voulu tout voir dans ce monument, qui rappelle la soif de sang et de volupté dont le peuple romain était comme altéré. En ce lieu que de scènes terribles se sont passées, terribles mais aussi glorieuses ! Car le sang des martyrs était une semence de chrétiens, *sanguis martyrum semen christianorum*. En présence de ces grands souvenirs, je comprenais bien mieux toute la force de cette simple parole de Pascal, répondant aux mesquines objections des libertins : « J'en crois des témoins qui se laissent égorger. » Comme tous les sophismes de l'impiété paraissent misérables, au milieu d'un amphithéâtre arrosé durant trois siècles du sang de tant de martyrs de toute condition, de tout âge et de tout sexe, à qui il suffisait d'un mot pour échapper aux plus affreux supplices....

» La journée du Dimanche 16 juin fut consacrée, après nos exercices de piété, à visiter quelques sanctuaires.... Le lundi, nous suivîmes l'itinéraire que nous nous sommes tracé à travers la Rome ancienne, la Rome moderne et la Rome des Catacombes. L'une des églises visitées ce jour-là avec le plus de bonheur et d'émotion est celle qui est élevée au-dessus de la prison, où saint Paul fut enfermé en arri-

vant dans la ville des Césars. La prison elle-même offre trois chapelles : dans la première coule une fontaine qui servit au baptême
du geôlier Martial et de plusieurs autres catéchumènes ; avant d'arriver à la seconde, on rencontre une colonne en pierre à laquelle
saint Paul fut attaché, et sur laquelle ont été gravées ces paroles
de l'Apôtre des nations : *Verbum Dei non est alligatum*, la Parole
de Dieu n'est pas enchaînée. J'ai baisé avec respect et en pensant à
vous, mes chers enfants, cette colonne et les anneaux de fer qui y
sont encore fixés. Plus tard, vous aurez à vous rappeler cette parole :
Verbum Dei non est alligatum. Elèves d'une maison qui a saint Jean
pour patron, vous tiendrez à honneur de mériter, au dix-neuvième
siècle, l'éloge qu'il donnait aux jeunes chrétiens ses contemporains
et ses enfants spirituels : « Vous êtes forts et la Parole de Dieu reste
en vous : *Fortes estis et Verbum Dei manet in vobis.* »

» Nous allons ensuite visiter l'église du *Gesù* riche par ses marbres,
ses dorures, ses tableaux, plus riche encore par ses reliques ; au
Séminaire romain, nous vénérons les lieux qu'ont sanctifiés saint
Louis de Gonzague, Jean Berckmans et tant d'autres bienhéureux,
morts à la fleur de l'âge....

» Nous retournons au *Forum Romanum* pour l'étudier avec plus de
soin. C'est un emplacement désert et désolé, couvert de ruines, rem-
pli de souvenirs. Au sommet de la colline se trouve le *Capitole*, et
tout auprès la *Roche tarpéienne,* dont la pente est encore assez rapide
pour rappeler qu'il n'y avait pas loin du triomphe à une mort infâme.
Nous descendons par la *Voie sacrée ;* voici l'*Arc de Septime-Sévère*
enterré à plus de douze pieds, et, au point culminant de la route, à
l'extrémité du Forum, l'*Arc de Titus*, qui rappelle le châtiment que
Dieu infligea à la nation déicide par le glaive des Romains ; çà et là,
les restes des temples de Jupiter tonnant, de la Concorde, de la Paix,
de Vénus et de Rome, les Fondations de la Tribune aux harangues,
la Colonne isolée de Phocas, trois autres magnifiques Colonnes d'un
monument dont les savants n'ont pu reconnaître le nom et la desti-
nation.... La justice de Dieu a passé par là : ces édifices de la Rome
des Césars ont conservé assez de débris pour qu'on puisse indiquer le
plus souvent l'emplacement où ils s'élevaient ; mais leurs ruines rap-
pellent avec éloquence que la vengeance céleste a frappé là une nation
orgueilleuse, sensuelle et sanguinaire, qui avait des philosophes
pour excuser tous ses crimes, des empereurs pour les encourager, et
une populace assez abrutie pour n'avoir plus sur les lèvres que deux
mots : *panem et circenses*, du blé et des jeux dans le cirque.

» Cette parole me ramène au *Colisée*. Au moment de notre seconde
visite dans cet amphithéâtre, qui a si souvent retenti du rugissement
des bêtes féroces et de celui plus affreux encore des spectateurs, un
touchant spectacle frappait les regards : l'Evêque d'Amsterdam, avec
trois ou quatre cents zouaves hollandais, faisait le chemin de la croix
en suivant pieusement les stations placées par un Souverain-Pontife
dans ce monument qu'ont sanctifié les prières et le sang des martyrs. Je ne sais quelles paroles ce Pasteur des âmes a fait entendre
à ceux qui ont pris les armes pour la défense de l'Eglise ; mais les

souvenirs qui s'éveillent dans l'âme en ce lieu sont si puissants, si élevés, qu'ils donneraient l'héroïsme chrétien aux plus indécis et aux plus faibles.

» La *Prison Mamertine* rappelle des pensées non moins grandes. Jamais je ne saurais exprimer ce que je ressentis, quand je me trouvai, avec quelques compagnons de voyage, au fond de ce souterrain éclairé par la faible lueur d'une torche. Située à mi-côte du mont Capitolin, cette prison se compose de deux cachots creusés dans le roc. Le premier, enfoncé à plus de vingt pieds sous terre, recevait à peine un peu d'air et de clarté par une sorte de soupirail grillé. Le second était en-dessous du premier; les condamnés y étaient descendus par un trou pratiqué dans la voûte. Lorsque l'on est arrivé au fond de cette seconde prison, l'on se sent comme enseveli sous terre; partout la main rencontre le rocher, le pied glisse dans une sorte de boue épaisse formée par le suintement continuel des gouttes d'eau qui tombent des parois : cachot étroit, humide et malsain, sans porte, sans fenêtre et sans lumière, plus horrible que l'on ne saurait se l'imaginer. C'est là, l'histoire nous l'apprend, qu'ont été égorgés les chefs des nations vaincues, quand ils avaient servi à orner le triomphe du général ou de l'empereur romain. Pendant que celui-ci faisait un sacrifice au Capitole, le prisonnier, détaché du cortége, était traîné dans cette affreuse prison où l'attendait le bourreau, ou, parfois, la mort par le supplice de la faim. Que de scènes affreuses se sont passées dans cet étroit espace! Que de tourments y ont été endurés! Là furent étranglés Lentulus, Céthégus et les autres complices de Catilina, Aristobule, roi de Judée, Tigrane, roi d'Arménie, Vercingétorix, l'héroïque défenseur de la Gaule; là Jugurtha mourut de faim.... Les cadavres, retirés de ce lieu horrible, étaient traînés avec des crocs et jetés dans le Tibre..... C'est là que saint Pierre et saint Paul furent renfermés, par ordre de Néron, durant neuf mois, avant d'être conduits au supplice. Néron sur le trône impérial, et saint Pierre dans un cachot! Ces deux mots suffisent pour réfuter les sophismes des hommes insensés, qui nient la Divinité de la religion chrétienne et l'existence de la justice divine dans l'autre monde. Et pourtant, après dix-huit siècles, il y a encore des esprits qui refusent d'ouvrir les yeux à la vraie lumière!

» Je suis tout étonné de voir ces réflexions s'étendre au-delà de ma volonté; vous me pardonnerez de parler de tout cela si longuement et d'une manière si sérieuse, en vous rappelant avec moi que cette ville de Rome, après avoir été *le centre de l'erreur* est devenue *le centre de la vérité*. Nulle part la lutte du mal contre le bien ne s'est montrée aussi visible, aussi passionnée, aussi violente.... »

Jeudi 20 juin.

»Nous rentrons de la basilique Saint-Pierre où la grande procession du Saint-Sacrement a été célébrée avec une solennité dont n'approchent point nos cérémonies les plus belles. Trois cent quatorze évêques y assistaient; il y avait là des évêques d'Arménie et de Grèce, d'Amérique et d'Océanie, de toutes les contrées du monde; j'y ai reconnu

Mgr Desprez, archevêque de Toulouse, ancien doyen de Notre-Dame à Roubaix, et Mgr de La Tour-d'Auvergne, neveu de l'ancien évêque d'Arras.... Trois fois nous avons eu le bonheur de voir passer lentement, à deux ou trois pas de nous, le Souverain-Pontife ! Quelle belle, quelle noble et sainte figure ! Que sa voix était tout ensemble douce, harmonieuse et puissante, quand il a chanté l'Oraison du Très-Saint-Sacrement !!!... Je vous laisse sous l'impression de ce grand souvenir et ferme ma lettre qui doit partir à l'instant même. »

TROISIÈME LETTRE.

Rome, 23 juin 1867.

Je voudrais dans cette lettre, dans ces notes écrites après chacune des augustes cérémonies auxquelles nous assisterons, oublier pour un instant les souvenirs du passé qui s'éveillent à chaque pas dans l'âme du voyageur au sein de la Ville éternelle, et, prêtre et pèlerin, vous parler uniquement des solennités de cette grande semaine destinées, elles aussi, à laisser d'ineffaçables souvenirs dans les cœurs des générations d'aujourd'hui et dans la mémoire de la postérité.

Le mercredi 19 juin, au soir, toutes les cloches ont annoncé la cérémonie du lendemain, la grande procession du Très-Saint-Sacrement. Lorsque le cortège se développa sur l'immense place de Saint-Pierre, ce fut un spectacle magnifique. Je me rappelais avoir admiré, aux jubilés séculaires de Cambrai, de Lille, de Douai, de Valenciennes, l'aspect que présentait une réunion de 5 à 10 évêques : dans la procession de la capitale du monde chrétien, il y avait 314 évêques, archevêques et patriarches, revêtus des ornements pontificaux de l'Eglise latine, de l'Eglise grecque, syriaque ou arménienne ; l'on y voyait tous les officiers de la Cour du Saint-Père, les chevaliers, les sénateurs, le Sacré-Collége des cardinaux, et enfin le Souverain-Pontife, le bon, le doux, l'inébranlable Pie IX, porté sur la *Sedia Gestatoria*, et adorant le Saint-Sacrement placé devant ses yeux.

Grâce à cette *furia francese* dont on parle souvent en Italie, nous avons pu nous rapprocher de l'endroit où passa le Saint-Père ; après avoir adoré le Très-Haut, nous contemplâmes à loisir les traits vénérables de Pie IX, et sa tête auguste qui a quelque chose de céleste. La profonde impression que j'éprouvai était encore accrue par le recueillement de tous ceux qui m'entouraient. Quel silence religieux dans la foule ! Quelle dévotion dans ces milliers de spectateurs ! A Rome comme partout ailleurs, l'on est avide de voir ; mais en même temps l'on prie bien. Nous entrâmes dans la basilique de Saint-Pierre, où le Souverain-Pontife devait donner la bénédiction du Très-Saint-Sacrement : nous étions parvenus à nous placer à côté de l'autel. Lorsque le Saint-Père chanta l'Oraison, sa voix résonna sonore et harmonieuse : « Parfait, s'écria à mes côtés un voisin laïque que je » ne connaissais pas, parfait : Voilà une voix qui nous promet en-» core plusieurs années. » Bientôt, au milieu du silence le plus profond, le Souverain-Pontife donna la bénédiction en tournant le Saint-Sacrement vers les quatre points cardinaux, et, comme autre-

fois le temple de Salomon, la basilique sembla remplie de la majesté
et des bénédictions du Tout-Puissant.

La cérémonie terminée, un garde-suisse voyant le groupe assez
considérable de prêtres français dans lequel nous nous trouvions prêt
à se retirer, nous avertit de ne pas quitter notre place, parce que
Pie IX devait passer par cet endroit pour retourner au Vatican. En
effet, quelques minutes après, le Souverain-Pontife, le visage res-
plendissant de bonheur, s'avançait en bénissant les fidèles, et, arrivé
près de notre groupe, il laissa tomber sur nous un regard plein de
douceur et de majesté. Jamais je n'oublierai ce regard et cette tête :
tant que je vivrai, je les aurai présents à ma mémoire, présents à
mon cœur.

Lundi 24 juin.

Le 24, à trois heures et demie du matin, le canon du château Saint-
Ange nous annonça la fête de Pie IX, Pontife et Roi. Toute la ville
fut bientôt en mouvement; les fidèles affluaient dans les églises,
surtout à Saint-Jean-de-Latran, où le Saint-Père officiait pontifica-
lement. A sa sortie de la basilique, lorsqu'il apparût sur cette place
de Saint-Jean à l'aspect si grandiose et si sévère, une immense accla-
mation se fit entendre de toutes parts, les cris *Viva Pio nono* furent
répétés par tous les échos. Et sur le passage jusqu'au Vatican,
la foule se pressait dans les rues, aux fenêtres, sur les terrasses pour
voir et acclamer son Roi. Les Romains aiment Pie IX; ils l'aiment
beaucoup; leurs actes le prouvent comme leurs paroles. Ajoutons que
ces manifestations éclataient avec une liberté complète et une fran-
chise naïve que nous ne connaissons point dans nos pays de centrali-
sation administrative....

L'on parle d'une réunion de tous les prêtres, venus à Rome pour
l'anniversaire dix-huit fois séculaire du crucifiement du Prince des
Apôtres : le Saint-Père voudrait nous dire quelques mots. Mais où
trouver une salle assez grande pour nous réunir ? L'on dit que 13 à
14,000 prêtres sont déjà arrivés; il paraît certain que 6773 prêtres
français ont déjà déposé leur *celebret* à la chancellerie romaine. Et
combien d'autres qui n'ont pu le faire ! Combien qui arriveront encore
aujourd'hui et demain !

Mercredi 26 juin.

La réunion des prêtres dont je vous parlais a eu lieu hier mardi,
au Vatican. Des ecclésiastiques, venus de tous les points de l'univers,
remplissaient les vastes salles du palais des Souverains-Pontifes; un
grand nombre qui n'avaient pu y trouver place se pressaient dans les
corridors, les escaliers et la basilique de Saint-Pierre. Nous fûmes
assez heureux pour être du nombre de ceux qui purent voir et entendre.
Du haut de son trône élevé dans la salle du Consistoire, le Saint-Père
prononça une allocution qui porta l'émotion dans tous les cœurs. Pour
moi, j'ai été surtout profondément touché, quand j'ai entendu le Souverain-Pontife recommander à ses prêtres l'éducation de la jeunesse
et leur répéter : *Ne négligez pas de donner le lait aux enfants...*
L'on pourra lire le texte de cette belle allocution ; mais ce qui ne

pourra jamais être reproduit, c'est le bonheur et la confiance qui rayonnaient dans les regards de Pie IX. Qu'il était heureux au milieu de nous! Qu'il aime ses prêtres, ce Pasteur des pasteurs! Comme il sait bien reconnaître le dévoûment que chacun déploie dans le poste qui lui a été assigné par la Providence!... Et nous de notre côté, nous nous livrions aux sentiments de l'admiration pour notre saint Pontife; l'enthousiasme fit oublier les lois de l'étiquette et plus d'une fois Sa Sainteté fut interrompue par les cris de: *Vive Pie IX! Vive le Pontife-Roi!*

Quand le Saint-Père eut quitté la salle du Consistoire, un prêtre français entonna l'oraison pour le Pape: *Oremus pro Pontifice nostro Pio.* L'émotion s'empara de toutes les âmes; et tous de la voix et du cœur nous chantâmes trois fois: *Dominus conservet eum et vivificet eum, et beatum faciat eum in terrá, et non tradat eum in animam inimicorum ejus.* Que le Seigneur le conserve, et qu'il le fasse vivre et qu'il le rende heureux sur la terre; et qu'il ne le livre pas aux mains de ses ennemis. Je ne saurais exprimer les impressions, les frémissements, l'enthousiasme que l'on éprouvait en entendant ce concert de sept mille voix de prêtres qui faisaient monter vers le ciel leur chant, leur prière. Je verrai sans doute des cérémonies plus grandes; mais je ne crois pas qu'elles puissent me faire éprouver une émotion aussi puissante! La pensée que le Souverain-Pontife avait émise en parlant de l'éducation répondait bien à mes préoccupations du moment: une heure ou deux avant la cérémonie, j'avais acheté une médaille représentant d'un côté l'effigie de Pie IX et de l'autre Notre-Seigneur Jésus-Christ bénissant trois jeunes enfants prosternés à ses pieds avec cette inscription: *Puerorum educationem instaurat, auget;* il renouvelle et développe l'éducation des enfants. Pie IX aura devant Dieu le mérite et la gloire d'avoir puissamment contribué au développement de l'instruction et de l'éducation dans tous les pays de la chrétienté. La médaille dont je parlais et l'octroi, écrit sur le papier, d'une bénédiction que j'espère obtenir pour le collége, resteront dans l'établissement comme un souvenir et une grâce. La position du Souverain-Pontife ne demandera sans doute pas toujours ces généreux sacrifices, qui vous ont portés à concourir à sa défense en réunissant entre vous l'argent nécessaire pour l'entretien de trois zouaves; mais en tout temps et en tout lieu, je l'espère et j'en ai la ferme confiance, vous serez les fils dévoués du Vicaire de Jésus-Christ, les défenseurs inébranlables de cette Chaire de saint Pierre qui est la source de la foi et le centre de l'unité, *magisterium fidei, centrum unitatis.*

Jeudi 27 juin.

Je rentre dans ma petite chambre de la rue *Ripetta*, fatigué, mais heureux, bien heureux. Hier 26, a eu lieu cette assemblée des Evêques, dans laquelle le Souverain-Pontife a prononcé une admirable allocution et a annoncé solennellement la convocation prochaine d'un Concile œcuménique: aujourd'hi 27, Mgr l'Archevêque de Cambrai a été reçu en audience particulière et a présenté en même temps à

Sa Sainteté les prêtres de son diocèse, qui se trouvent à Rome. Encore une fois, quelle expression de bonté, de charité et de fermeté apostolique sur les traits du Saint-Père! Quelle physionomie à la fois douce et majestueuse, mélange de la dignité du Roi et de la sainteté du Pontife! Et en même temps quelle ravissante simplicité! Pie IX a donné à chacun de nous une médaille commémorative du grand anniversaire; et en nous distribuant ces pieux souvenirs, il disait lui-même avec un charmant et fin sourire : « Il est un peu fatigué aujour- » d'hui, le Pape; il est vieux, bien vieux; et pourtant, il est en- » core jeune. » J'ai parfaitement distingué cette parole ainsi qu'une autre qui est bien honorable pour notre diocèse et bien consolante pour tous ceux qui ont contribué à l'Œuvre si chrétienne des Zouaves pontificaux : M. le curé d'Aniche lui ayant présenté l'offrande nécessaire pour l'entretien d'un zouave, au nom de son vénérable père âgé de 91 ans, Sa Sainteté lui répondit : « Mais vous voulez donc me » donner tout un peuple de zouaves. » Au moment où il prononçait cette parole, Pie IX me présentait la médaille; je la reçus dans mes doigts, et de mes lèvres je déposai respectueusement un baiser sur la main qui a répandu et qui répandra encore tant de bénédictions sur les amis et même sur les ennemis de l'Eglise. Ce baiser était aussi, dans ma pensée, un témoignage de respect et d'amour que je donnais au Souverain-Pontife en votre nom et en celui de vos familles. Le Saint-Père remit encore à chacun de nous un exemplaire de l'allocution adressée aux prêtres réunis à Rome; puis il nous donna une bénédiction dans laquelle personne n'était oublié : nos parents, nos paroissiens, nos pénitents, nos amis, tous ceux qui nous sont chers étaient rappelés par Pie IX qui a éminemment la mémoire du cœur. Nous sortîmes profondément émus de cette solennelle et touchante réception...

Trois ou quatre heures plus tard, à l'hôtel des *Colonnes*, en face de l'église Saint-Charles au *Corso*, nous nous réunissions au nombre d'environ vingt prêtres du diocèse de Cambrai pour recevoir et fêter nos chers zouaves du département du Nord. Le banquet était présidé par M. Dehaene, principal de l'institution Saint-François-d'Assise d'Hazebrouck, qui méritait cet honneur à tous égards. La réunion fut charmante et cordiale; comme Roubaisien, je fus chargé de MM. Victor Crombé et Théodore Wibaux qui, retenus par leur service, n'arrivèrent que vers huit heures du soir; autour de la table, prêtres et zouaves continuaient la causerie; ces entretiens étaient doublement agréables, parce qu'ils se faisaient entre des amis à la fois compatriotes et vrais catholiques. Un verre de vin d'*Asti*, assez modeste mais pas mauvais, fut pris à la santé, à la longue vie du Saint-Père... Nos très-édifiantes agapes laisseront, j'en suis sûr, un excellent souvenir dans le cœur de tous ceux qui s'y sont assis : aussi, en nous séparant, nous nous promîmes de nous revoir. Au moment de me quitter, ce bon M. Théodore Wibaux, charmant jeune homme de dix-huit ans, me serrait la main et me disait avec simplicité qu'il allait monter la garde au fort Saint-Ange, de minuit à deux heures. Sans doute, il est agréable de reposer, calme et tranquille, dans la maison paternelle, sur une couche moëlleuse; mais il est encore plus doux et il est plus beau, de veiller, l'arme au bras, au sommet du fort Saint-Ange, à quelques pas du Vatican, pour protéger le repos du Père de toute la chrétienté…. Si tous les jeunes zouaves ressemblent à ceux que je connais, leur dévoûment doit être bien agréable à Dieu et leurs services bien utiles au Saint-Siége. L'histoire de l'Eglise parle de la Légion fulminante sous Marc-Aurèle; il y a quelque chose de ce souvenir sacré dans ce qui se passe maintenant sous nos yeux. Tous les jeunes gens assis là à nos côtés avaient des liens qui les rattachaient à la patrie et à la famille; bien des joies, des douceurs et des espérances étaient promises à leurs jeunes années; et pourtant, par le plus sublime et le plus désintéressé de tous les dévoûments, ils ont brisé avec tout cela et ils sont partis en disant : Dieu le veut !… Je comprends, je respecte et, au besoin, je saurais apprécier la pensée qui porterait des parents à différer ou même à empêcher l'entrée de leurs enfants dans cette sainte milice, la plus sainte après celle du sacerdoce et des religieux; mais ici mieux que partout ailleurs, je comprends que des jeunes gens, dont le caractère est déjà formé et qui sont libres de disposer d'eux-mêmes, prennent un engagement dans cette Légion vraiment romaine, puisqu'elle sert à défendre le Siége romain, le Pontife romain, la Foi romaine.

Vendredi 28 juin.

Dès le matin, la ville est pleine de mouvement et de bruit. Des prêtres arrivent encore de toutes les parties du monde catholique; et, parmi eux, je distingue, à leurs rabats, un grand nombre de nos compatriotes. Des pèlerins de toutes les nations passent dans les rues. A leur costume pittoresque et aussi à leur dévotion à saint Pierre, je reconnais des groupes d'Albano et de Tivoli, des Apennins et des Abruzzes qui sont venus par troupes nombreuses; les habitants des provinces pontificales, violemment annexées au Piémont, sont arrivés à Rome au nombre, m'assure-t-on, de vingt à vingt-cinq mille; beaucoup d'entr'eux ont marché, nu-pieds, presque jour et nuit, pour venir vénérer saint Pierre et son Successeur, pour venir assurer à leur Pontife et Roi qu'ils se regardent toujours comme ses sujets.

A midi, lorsqu'eût retenti le coup de canon du château Saint-Ange qui annonce douze heures, aussitôt commença une salve de 101 coups de canon et toutes les cloches de la ville résonnèrent à la fois : c'était fête à la fois au ciel et sur la terre. Nous entrâmes avant le commencement du chant des vêpres dans la basilique de Saint-Pierre; d'immenses voiles de pourpre et d'or entouraient les colonnes et formaient tenture dans les arcades, genre d'ornementation dont la richesse fait peut-être perdre au monument quelque chose de sa beauté et de son étendue; 80,000 bougies brûlaient dans des lustres étincelants qui se balançaient suspendus aux voûtes et aux arcades; dans la nef principale se voyaient les riches bannières sur lesquelles l'on avait représenté les principales actions des Bienheureux que l'on doit canoniser demain. Les vêpres solennelles furent chantées par le Saint-Père, assisté du clergé, de la cour pontificale et de tous les évêques présents à Rome.

A peine sont-elles terminées, que nous nous hâtons de quitter la basilique et de traverser la place Saint-Pierre pour nous rendre dans la rue qui conduit au Pont-Saint-Ange, afin de mieux contempler le magnifique spectacle de l'illumination de la coupole de Saint-Pierre. Cet immense dôme, jeté dans les airs par le génie de Michel-Ange, s'élève à 450 pieds de hauteur : chacune des lignes qui le forment a été marquée par des lanternes vénitiennes à feux voilés au nombre de 5,000; les *Pietrini* ou gardiens de Saint-Pierre se laissent glisser sur des cordes le long des toitures et allument ces feux avec une rapidité qui tient du prodige; alors, au milieu du crépuscule qui descend, l'on voit resplendir, dans le firmament, une coupole de feu. Nous regardions depuis longtemps, quand tout-à-coup, dans la nuit qui tombait, nous vîmes le dôme s'éclairer du haut en bas de feux plus brillants encore. C'était l'illumination *a giorno*, l'éclairage presque instantané de 800 flammes blanchâtres qui jetaient sur la masse sombre leurs fantastiques clartés. L'on conçoit difficilement un spectacle plus féerique : on dit que les nautonniers qui sillonnent la Méditerrannée, et les pâtres des montagnes de la Sabine s'arrêtent pour regarder, à vingt ou quarante lieues de distance, cette étrange illumination, et, qu'après l'avoir vue, ils chantent la gloire et la puissance de saint Pierre, qui doit toujours sortir victorieux, éclatant de lumière et transfiguré, de tous les dangers qui menacent ses Successeurs.

Samedi 29 juin.

Le 29 juin, jour d'éternelle mémoire, nous sommes encore réveillés par le canon du château Saint-Ange; nous nous hâtons de nous rendre près du Vatican et de Saint-Pierre. Un peu avant sept heures le Saint-Père était arrivé à la chapelle Sixtine, et, après avoir revêtu les ornements sacrés, avait entonné l'*Ave, Maris stella,* pour mettre la fête sous la protection de la Reine des Cieux. La procession commence (1). Voici d'abord les élèves de la maison des orphelins avec leurs bannières, les religieux des Ordres mendiants et monastiques; puis les élèves du séminaire et du collége Romain, le clergé des paroisses, les chanoines des collégiales et ceux des basiliques, et enfin Monseigneur le Vice-Gérant, entouré des membres du tribunal de S. Em. le Cardinal-Vicaire.

Venaient ensuite les membres de la Sacrée-Congrégation des Rites, les tribunaux des Consultes, avec les prélats, les procureurs et les avocats chargés d'instruire les causes des Bienheureux et des Saints. Derrière eux étaient portées les bannières de ceux qui allaient être canonisés; j'ai remarqué surtout dans ces groupes la bannière de la Bienheureuse Germaine Cousin précédée des prêtres du diocèse de Toulouse, et celle des dix-neuf martyrs de Gorcum entourée de religieux des divers Ordres auxquels appartenaient ces confesseurs de la foi, et aussi de quelques parents de ces saintes victimes

(1) J'emprunte en partie au Journal officiel de Rome le récit de cette grande cérémonie.

portant les cordons ; en voyant la dernière bannière, celle du Bienheureux Josaphat Kuncewitz, ma pensée s'est reportée vers cette
catholique Pologne, qu'un pouvoir schismatique veut arracher violemment du centre de l'unité catholique.

La chapelle pontificale suivait : je n'essaierai pas de vous décrire
le nombre des groupes et la richesse des ornements dont ils étaient
revêtus. La partie la plus imposante du cortége était celle où se
trouvaient les prélats. Au nombre de plus de 450, ils s'avancent,
disposés deux à deux selon l'ordre des préséances, les Evêques, les
Archevêques et les Patriarches du rite latin portant la chape à lame
d'or et la mître de lin ; ceux des rites orientaux, les Grecs, les Bul-
gares, les Arméniens, les Maronites, les Chaldéens, revêtus des
ornements qui leur sont propres et de mîtres blanches ornées de
pierreries : spectacle grandiose, que Rome n'avait point vu depuis
plusieurs siècles ! Derrière les Patriarches s'avançaient les Cardi-
naux-Diacres portant la dalmatique, les Cardinaux-Prêtres portant
la chasuble, et les Cardinaux-Evêques portant la chape.

Enfin, derrière les Cardinaux, au milieu des groupes de la maison
pontificale, l'on voyait, soutenue par les épaules des *sediari*, la célèbre *sedia gestatoria* où était assis le Souverain-Pontife, la mître d'or
en tête, enveloppé dans le manteau pontifical, la main gauche recou-
verte d'un voile de soie brodé d'or, tenant un cierge allumé, tandis
que la droite se levait de temps en temps pour bénir le peuple. A la
vue de Celui qui est l'Evêque des Evêques et le Vicaire de Jésus-
Christ sur la terre, le silence le plus profond se faisait entendre en
certains groupes, tandis qu'ailleurs les applaudissements éclataient.
Parfois, la foule s'agitait semblable à une mer houleuse ; des milliers
de mouchoirs blancs se levaient et au loin l'on entendait monter des
acclamations et des cris de joie et de triomphe. Plus de cent mille
étrangers étaient là, avec toute la population de Rome, réunis dans
une même pensée, dans une même prière.

La procession entra dans la basilique ; je vous ai parlé de sa déco-
ration ; mais je n'ai pu que vous en donner une idée. Je ne vous ai
rien dit des bannières de Saint-Pierre appendues de toutes parts, de
sa statue en bronze revêtue des ornements sacrés et de sa croix ren-
versée surmontée de la Tiare et des Clefs, ouvrage en cristal qui
pendait du haut de la voûte dans la grande nef et resplendissait des
feux de mille bougies placées elles-mêmes dans des globes de cristal.

Cependant, le Souverain-Pontife avait pris place sur son trône
dans le chœur de la basilique. Le Cardinal, procureur de la canonisation, s'avança et le fit prier instamment *(instanter)* de procéder à
la canonisation des Bienheureux dont la cause avait été instruite.
Le secrétaire des Brefs répondit que Sa Sainteté, bien que suffisam-
ment éclairée sur les vertus de ces Bienheureux, ordonnait d'inter-
céder auprès du Seigneur ; et l'on entonna les *Litanies des Saints*.
Une seconde demande fut faite avec plus d'instance *(instantiùs)*; et
l'on chanta le *Veni Creator*. Enfin la troisième demande fut faite
avec une très-grande instance *(instantissimè)* ; alors le Saint-
Père, la mître en tête, en sa qualité de Docteur et de Chef de l'Eglise

universelle, déclara qu'en l'honneur de la Sainte-Trinité, pour l'exaltation de la Foi catholique et l'accroissement de la Religion, par l'autorité de Notre-Seigneur Jésus-Christ, par celle des Bienheureux Apôtres saint Pierre, saint Paul, et par la vertu de son propre Pouvoir, il inscrivait sur le catalogue des saints les Bienheureux dont la cause avait été instruite. Aussitôt, il entonna le *Te Deum ;* les cloches de la basilique résonnèrent; celles de toutes les églises se firent aussi entendre; et le canon du château Saint-Ange mêla sa voix puissante aux joyeux chants des carillons de toute la cité.

Le Saint-Père célébra ensuite la sainte Messe, durant laquelle furent chantées, sous une seule conclusion, l'oraison du jour et celle des nouveaux Saints. Un enfant de notre diocèse, un ancien Doyen de Roubaix, Mgr Desprez, se trouva durant toute la cérémonie auprès de Sa Sainteté, en sa qualité d'Archevêque du diocèse de la Bienheureuse Germaine Cousin.

Après l'Evangile, Pie IX prononça, d'une voie pleine et harmonieuse, une homélie élevée et touchante dans laquelle il rappela la gloire de saint Pierre et de saint Paul et celle des Bienheureux qu'il venait de canoniser. Durant l'offertoire, lorsque se fit entendre le chant du *Tu es Petrus,* une vive émotion s'empara de tout mon être :. trois chœurs composés de plus de quatre cents voix, dont l'un celui des *soprani* ou voix d'enfants était dans la galerie de la coupole à plus de 150 pieds d'élévation, chantèrent avec un admirable ensemble et une puissance entraînante la grande parole de Jésus-Christ; l'on eût dit que le ciel unissait sa voix à celle de la terre tout entière pour faire retentir dans les profondeurs de la basilique l'infaillible promesse du Verbe divin. Lorsque retentit le *non prœvalebunt* un frémissement courut dans mes veines : et je remerciai Dieu de m'avoir donné la grâce d'assister à cette auguste cérémonie pour augmenter encore ma foi et mon dévoûment au Saint-Siége.

La cérémonie, qui avait commencé à sept heures, s'est terminée à une heure. Le soir, outre une nouvelle illumination de la coupole, il y a eu feu d'artifice au *monte Pincio,* cette promenade favorite des Romains et de tous ceux qui visitent la capitale du monde chrétien.

Nous avions déjà visité la basilique de *Saint-Paul-hors-les-murs* et nous avions admiré l'étendue de ses proportions et la beauté de ses formes dans l'imposante majesté des solitudes de la campagne de Rome. Or, hier, nous y sommes retournés avec des milliers de Romains et d'étrangers pour assister à la Messe solennelle qui s'y célébrait. La basilique nous apparut tout autre : ses quatre-vingt colonnes en marbre blanc n'avaient point été, comme les piliers de Saint-Pierre, revêtus de draperies ; elles resplendissaient, ainsi que les dorures des plafonds et les portraits en mosaïque de tous les papes, des feux de dix mille bougies. C'était presque aussi beau que la basilique vaticane : les deux Apôtres n'ont été séparés ni dans la vie ni dans la mort, ils n'étaient pas séparés dans les fêtes du Centenaire.

Aujourd'hui 1er juillet, le Saint-Père a célébré la sainte Messe à

Saint-Pierre-*in-montorio*, à l'endroit même où le Prince des Apôtres a été crucifié : je vous ai décrit précédemment les souvenirs que rappelait cette église. L'événement de la journée a été l'Adresse des Evêques au Souverain-Pontife; elle portait 489 signatures. Vous savez que Mᵍʳ l'Archevêque de Cambrai avait eu l'honneur d'être nommé le second parmi les quatre évêques français chargés de la rédaction de cet écrit si important. Les paroles solennelles de l'Episcopat catholique contribueront à affermir l'autorité spirituelle et le pouvoir temporel du Souverain-Pontife et à resserrer toutes les parties du monde autour du vrai centre de l'unité. Dans sa réponse, Pie IX a exprimé la joie et la consolation que lui donnaient l'admirable concorde des Evêques du monde entier. Il a dit ensuite combien il était heureux de voir si bien accueillie par ses frères dans l'Episcopat la pensée d'un Concile œcuménique; cette assemblée si utile, et même, a-t-il ajouté, si nécessaire.....

QUATRIÈME LETTRE.

Je prends et reprends bien volontiers la plume ou le crayon, mes chers enfants, quand il s'agit d'ajouter à mon récit quelques lignes capables de vous intéresser. Mes pensées et mes affections sont avec vous : c'est assez vous dire que, dans mes prières ou mes visites en différents lieux, vous êtes toujours à la place que mon cœur et mon devoir vous assignent.

Dans une précédente lettre, je vous disais l'impression profonde que ressent inévitablement le voyageur chrétien quand il descend dans la prison Mamertine. Lieu d'horreur par ses souvenirs païens ; lieu d'espérance et de bonheur par les souvenirs que nous ont laissés les premiers prédicateurs de l'Evangile dans le monde.

A peu de distance de cette prison, nous visitâmes les ruines du temple de la Paix et du temple de la Concorde. Dérision cruelle! ou plutôt déplorable aveuglement! Cette Rome païenne, remplie de vaincus, et d'esclaves si nombreux que jamais le Sénat ne consentit à leur laisser porter un vêtement uniforme, qui leur permit de se reconnaître et de se compter, Rome fonde un temple à la concorde, là où tous les cœurs sont remplis d'une haine mutuelle, un temple à la paix, là où tous les vices, développés et nourris, entretiennent le plus horrible désordre. La concorde et la paix à quelques pas de l'affreux souterrain où les principaux complices de Catilina ont subi le dernier supplice! Ces hommes, en qui fermentaient les passions haineuses, cupides et violentes qu'on retrouve aujourd'hui dans le cœur de ceux qui semblent avoir abjuré le christianisme pour se livrer tout entiers aux inspirations révolutionnaires, ces hommes, un demi-siècle plus tard, auraient pu entendre, dans cette même prison Mamertine, l'apôtre saint Pierre leur rappeler ce qu'il écrivait aux esclaves : *Servi, subditi estote Dominis.... etiam dyscolis : Serviteurs, soyez soumis à vos Maîtres, même infidèles.* La concorde, elle ne peut se trouver que dans la foi. La foi qui produit la charité ; la charité qui nourrit la foi. Oh ! que tous les esprits soient unis dans la foi, tous les cœurs dans la charité, et il y aura bientôt concorde dans le monde et paix inaltérable.

Vous parlerai-je de la maison dorée de Néron, ou plutôt de ses transformations successives ! Vous connaissez le fameux incendie de Rome (l'an 64), attribué aux chrétiens par Néron qui en était l'unique auteur. On montre encore la tour du haut de laquelle cet empereur comédien chantait, en s'accompagnant de la lyre, la prise de Troie par les Grecs pendant qu'une partie de Rome était en flammes. A l'heure où des chrétiens, enduits de poix et de bitume, étaient brûlés en guise de torches dans les jardins impériaux, d'autres chrétiens, mêlés à des prisonniers de guerre, commençaient sur des débris encore fumants les constructions gigantesques du palais, de la maison dorée de Néron. Elle était décorée par de majestueux portiques de colonnes. Ces colonnes, au nombre de trois mille, soutenaient un magnifique vestibule devant lequel s'élevait le célèbre colosse représentant Néron. Cette statue, en bronze, avait 160 palmes ou 120 pieds de hauteur... Pline et Suétone donnent, sur toute cette construction qu'ils ont vue, des détails vraiment incroyables, si on ne savait jusqu'où étaient portés à cette époque d'une part l'art et le talent des architectes, des sculpteurs, des peintres, etc., de l'autre la somptuosité et quelquefois la folie des empereurs. « Puis, ajoute Suétone, quand Néron vint habiter cette maison dorée, il dit qu'il était presque logé comme il convient à un homme.... »

Le fameux colosse de Néron disparut avec ce maître du monde, ou plutôt il changea subitement de lieu, de tête et de nom. Transporté par vingt-quatre éléphants à l'endroit où se trouve encore la base de cette construction grandiose, il devint une statue du Soleil, un Apollon....

Une promenade au mont Pincio, près de la place du Peuple, nous permet de découvrir Rome et ses principaux monuments ; mais là encore reparaît le nom odieux de Néron. C'est sur cette hauteur que se trouvait le palais où il empoisonna son frère Britannicus et d'où il envoya l'ordre de faire périr sa mère Agrippine. A peu de distance, une inscription frappa nos regards : c'est l'Académie de France. Impossible de trouver une position plus heureuse et plus conforme aux brillants travaux exécutés dans cet édifice.... La Trinité-du-Mont se présente quelques pas plus loin. On y arrive directement des hauteurs si agréables du Pincio, et l'on y monte de la Place d'Espagne par un magnifique escalier de plus de 200 degrés. Dans un cloître du monastère se trouve le tableau aujourd'hui si connu de *Mater admirabilis*. Quelle suavité ! Quelle pureté ! Quelle sublimité dans cette figure de la plus sainte des créatures !.. Nous voici bien près de la petite église de Saint-André-delle-Fratte, où s'est accompli l'un des miracles les plus signalés de notre siècle. Qui n'a lu ou entendu le récit si touchant de la conversion du juif Alphonse-Marie Ratisbonne ? Eh bien ! voilà l'église, la chapelle, la place où cet enfant d'Israël, qui n'avait jamais eu que de la haine et du mépris pour le christianisme, tomba involontairement à genoux, vit apparaître à ses yeux la très-sainte Vierge, telle que nous la représente la médaille miraculeuse, et se releva chrétien... Et ce chrétien, aujourd'hui apôtre, prêché avec une ardeur infatigable à ses anciens coreligionnaires de la Palestine la foi en Jésus-Christ.... Quelques jours avant cette visite qui m'avait permis de prier d'une manière toute spéciale pour ces pauvres juifs, afin que Dieu enlève le voile jeté sur leurs cœurs, *ut auferat velamen de cordibus eorum*, en descendant la côte si raide du Janicule, nous nous trouvions tout-à-coup en présence d'un grand crucifix fixé à une maison faisant face sur deux rues et une petite place. Là est l'entrée du Ghetto, quartier d'habitation des juifs de Rome, où ils ont toujours trouvé une protection assurée même dans les plus mauvais jours. Or, au-dessus des bras étendus de ce crucifix, on lit en grandes lettres hébraïques et latines ce texte du prophète Isaïe : *Expandi totâ die manus meas ad populum non credentem et contradicentem :* tout le jour j'ai tendu mes mains vers un peuple qui ne croit pas à ma Parole et qui la contredit. Appel touchant de la miséricorde de Dieu, répété par l'Eglise à ce peuple à la tête dure et au cœur incirconcis : *gens durâ cervice et incircumcisis cordibus.* Que de juifs ont passé devant cette image du Sauveur crucifié et ont peut-être hoché la tête par dérision comme leurs coupables aïeux il y a dix-huit siècles !

Aujourd'hui nous avons visité les différents musées du Vatican :... Pendant près de quatre heures nous circulons dans des galeries immenses remplies de chefs-d'œuvre de sculpture, de peinture, de tapisserie, et dans l'immense bibliothèque..., écoutant attentivement les explications données par les guides. Je ne puis que signaler quelques-unes des choses qui vous auraient frappé d'une manière particulière :

1º Voici d'abord, dans le musée lapidaire, les inscriptions païennes sur le côté droit d'une interminable galerie, et les inscriptions chrétiennes admirablement disposées en face des premières. Ces dernières sont tirées presque toutes des catacombes. Entre les différents signes symboliques des premiers chrétiens, se retrouve surtout le poisson (iktus). Vous savez que les cinq lettres qui composent ce mot grec donnent les initiales des cinq mots suivants : Jésus-Christ, Fils de Dieu, Sauveur. Beaucoup d'autres symboles, l'agneau, la colombe, le rameau, l'ancre, etc., donnent les témoignages irrécusables de la foi des chrétiens aux premiers siècles.

2º Au milieu d'une salle remplie de chefs-d'œuvre de sculpture s'élève le Laocoon, admirable groupe que Michel-Ange appelait « le miracle de l'art. » Rappelez-vous l'épisode de Laocoon au commencement du deuxième livre de l'Enéide. Le fait y est raconté d'une manière saisissante ; mais il y a quelque chose de plus saisissant encore dans cette figure de Laocoon et de ses deux enfants, entrelacés, étouffés, brisés dans les étreintes des deux affreux reptiles. Impossible de mieux exprimer la douleur morale et la douleur physique, qui déchirent le cœur et le corps de ces trois victimes.

3º Quelle bataille que celle qui fut livrée à trois kilomètres de

Rome, près du pont Milvius ! Quel chef-d'œuvre que cette peinture de Raphaël qui la représente ! Le labarum flotte dans les airs au milieu d'une escorte qui entoure Constantin. Sous ses yeux se débat, dans les eaux du Tibre, Maximin, le persécuteur acharné des chrétiens, contre qui son cheval lui-même semble se retourner avec fureur. Un soldat montre du doigt le tyran au milieu des flots, et dans la même direction part un javelot qui ne peut manquer de l'atteindre. On voit que Raphaël a voulu rendre le moment précis où la victoire se décide pour Constantin et pour l'Eglise.

4° A la bibliothèque vaticane où nous entrons en deux groupes, le guide nous conduit lentement dans une interminable galerie qui mesure près de quatre cents pas. Ici encore tableaux magnifiques des plus grands maitres. Dans une grande salle voisine sont disposés de la manière la plus habile toutes sortes d'objets qui ont servi aux chrétiens des premiers siècles, des lampes pour les catacombes, des calices, des vases où figure plusieurs fois l'effigie de Notre-Seigneur avec le nimbe sacré, de petits crochets en cuivre qui servaient à déchirer les chairs des martyrs (*unguibus dilaniatus, ungulis excarnificatus*), divers papyrus du Vme, VIme et VIIme siècles. Enfin, et c'est une des choses que je tenais le plus à voir, le livre dans lequel Henri VIII, roi d'Angleterre, venge l'Eglise catholique contre l'hérésiarque Luther. Ce livre qui a mérité à ce prince le titre de défenseur de la foi, toujours conservé par ses successeurs, ce livre est là sous nos yeux. On peut lire, sur la dernière page, la signature et enfin ce distique :

> *Anglorum rex Henricus, Leo decime, mittit*
> *Hoc opus et fidei testem et amicitiæ.*
>
> *Henri, roi des Anglais, vous envoie, Léon X,*
> *Ce livre, témoignage de sa foi et de son amitié.*

Hélas ! la foi fut étouffée par la concupiscence, l'amitié par la haine dans le cœur de ce roi vaincu par une mauvaise passion. Le témoignage en est là aussi sous les yeux du voyageur catholique. Une lettre de Henri VIII à Anne de Boulen, bien lisible, en langue française, ne permet pas de douter que tous les arguments du monarque devenu schismatique furent puisés à la source impure où tant d'autres avaient puisé avant lui.

Avant de rentrer à notre hôtel, nous allons avec la foule des pèlerins et des habitants de Rome, rendre nos hommages à saint Louis de Gonzague dont on célébrait la fête ce jour-là même. L'Eglise l'a donné pour patron à la jeunesse studieuse, *studiosæ juventuti ;* aussi je l'ai beaucoup prié pour vous, mes chers enfants, comme vous n'avez pas manqué de le faire vous-mêmes. J'espère que cet admirable jeune homme, grand par sa naissance, plus grand encore par sa vertu, sera toujours un de vos plus puissants protecteurs, surtout pendant les années de la jeunesse.

Le musée du palais de Saint Jean-de-Latran demanderait, comme celui du Vatican, une description longue et détaillée. Là se retrouve le partage si rationnel et si instructif des inscriptions païennes et des inscriptions chrétiennes. Cette seconde partie est véritablement une *Théologie des Catacombes,* comme le porte le titre d'un travail que j'ai lu avec intérêt il y a peu de temps. Mieux que jamais je comprends cette vérité, que tous les dogmes de notre sainte religion ont leurs preuves dans les monuments tirés des catacombes de Rome. C'est bien le cas de répéter cette parole si connue, que les pierres crieront: *Lapides clamabunt.* Oh ! qu'un protestant de bonne foi doit être embarrassé en présence de ces inscriptions, qui attestent de la manière la plus formelle la foi des premiers siècles. Quels textes accusateurs ! Quels témoignages incontestables ! Aussi je ne m'étonne nullement de l'impression heureuse qu'a produite chez beaucoup d'anglicans sincères le livre intitulé : *Fabiola,* dans lequel le Cardinal Wiseman a si habilement exposé ces inscriptions chrétiennes et l'irrécusable enseignement catholique qui en ressort d'une manière évidente. Relisez quelquefois ce beau et bon livre où revivent tant de souvenirs des premiers temps de l'Eglise romaine.

Dans le musée profane, salle des mosaïques et des bas-reliefs, voyez ces deux lutteurs dont parle Virgile au Vme livre de son Enéïde : Entelle et Darès. Impossible de ne pas reconnaître ce dernier à sa fière contenance : c'est bien l'*extulit ora Dares...* du poète latin.

La grande mosaïque des athlètes fait un effet extraordinaire sur le spectateur placé au haut de la galerie qui domine ce chef-d'œuvre de l'art antique. Quelle patience et quelle prodigieuse habileté pour produire un semblable ouvrage. Qu'on se figure une salle de plus de 20 mètres carrés ne présentant guère que des gladiateurs dans les différentes poses du combattant; le tout formant une immense mosaïque du plus riche travail. Et ce travail compte plus de 1600 ans : il a été trouvé dans les thermes de Caracalla.

Un chef-d'œuvre tout moderne et qui appartient encore, je crois, à l'artiste allemand qui l'a exécuté, est exposé dans une salle voisine : un ecclésiastique qui l'avait admiré nous y conduisit, et certes, son admiration fut bien partagée par nous et par ceux qui nous accompagnaient. Tous les sujets présentent les scènes les plus variées de la vie des Indiens de l'Amérique ; leurs courses dans les forêts, leurs chasses aux animaux et surtout la chasse aux hommes (c'est le mot) qu'ils se font très-souvent entre eux.

L'auteur de ce travail a été pendant plusieurs années le témoin et presque le compagnon de ces malheureux enfants du désert : il a rendu des mœurs vraies, des habitudes vraies; mais ces habitudes et ces mœurs sont horribles. Quel tigre que l'homme quand il est livré aux instincts sanguinaires ! Il y a telles scènes de carnage sur lesquelles on a peine à tenir le regard fixé : et cependant ce n'est qu'un plâtre artistement travaillé. Que doit donc être la réalité ?

Sortis de cet immense palais de Latran, nous nous dirigeons, l'esprit déjà recueilli par le nom même du monument, vers la *Scala Santa* (l'Escalier-Saint). « C'est l'escalier du palais de Pilate à Jérusalem que Notre-Seigneur monta et descendit quatre fois dans la matinée du jour de sa Passion. Il est formé de vingt-huit marches en marbre blanc veiné, inconnu en Italie, mais dont on faisait un

grand usage en Syrie. Une tradition immémoriale et qui existe
même dans l'Église d'Orient rapporte que l'Impératrice Hélène les
fit venir de Jérusalem avec trois portes et deux colonnes pour être placées dans le palais de Latran. Ce palais déjà alors était devenu une
basilique... » Après avoir fait notre prière au Sauveur trahi, vendu,
garotté et traîné devant les tribunaux de Jérusalem, nous commen-
çons, au nombre de quarante environ, prêtres et laïques de tout pays,
à monter à genoux cet escalier, faisant une prière à chacun de ses
degrés. Ce pieux exercice terminé, nous nous dirigeons vers l'église
Sainte-Croix-de-Jérusalem : la distance n'est pas considérable,
mais elle ne présente qu'une sorte de désert et des ruines. On dirait
qu'il n'y a que quelques années que les barbares ont passé dans ces
lieux, les plus fréquentés et les plus riches de l'ancienne Rome....
Cette église de Sainte-Croix-de-Jérusalem a été bâtie dans les jardins
qui entouraient un palais habité par Héliogabale, puis par Alexandre
Sévère, et enfin par sainte Hélène, mère de Constantin.... Une inscription, placée au centre du pavé, nous apprend « que la terre du saint
Calvaire de Jérusalem, déposée dans la partie inférieure de cet édifice par la Bienheureuse Hélène, a été conservée dans ce lieu, et de
là le nom de Jérusalem donné à la chapelle. »
    Sont vénérés, depuis des siècles, dans cette basilique remarquable :
1° trois grands morceaux du bois de la vraie Croix ; 2° un des Clous
qui ont été teints du Sang du divin Sauveur. Ce clou, long de 13 centi-
mètres, a trois tranchants et la tête arrondie. Il est très-bien conservé ; 3° le titre de la Croix de Notre-Seigneur, portant encore une
partie de l'inscription latine et grecque, et des restes des caractères
mutilés de l'inscription hébraïque....
    Nous passons près de la porte Latine (aujourd'hui fermée) devant
laquelle l'Apôtre saint Jean fut plongé dans l'huile bouillante. Rap-
pelons le texte de Tertullien, qui signale cette particularité de la vie
de notre saint Patron. « *In ferventis olei dolium missus beatus
Joannes Apostolus, divina se protegente gratiâ, illæsus exivit.* »...
Nous sortons de la ville et arrivons bientôt à l'église et à la catacombe de Saint-Sébastien, à deux milles (3 kilomètres) de la porte
de Saint-Sébastien, sur la voie Appienne. Cette église fut bâtie par
l'empereur Constantin, sur le cimetière de Saint-Calixte, dans lequel sainte Lucine ensevelit le corps du tribun martyrisé. Ce corps
repose sous l'autel, auprès d'une magnifique statue en marbre blanc
qui le représente affaissé sur le sol. Une des flèches restées dans le
corps du martyr est présentée aux visiteurs qui la baisent respectueusement... Près de cette chapelle de Saint-Sébastien se trouve la
porte qui conduit à la catacombe. Avant d'y descendre, on nous donne
à tous un petit cierge allumé pour nous guider dans l'obscurité, et,
malgré le caractère si religieux du lieu, on nous recommande de
nous couvrir, à cause du froid et de l'humidité. Nous descendons un
escalier dont les degrés en pierre sont tout usés et luisants, tant est
considérable le nombre des chrétiens qui ont fréquenté cette catacombe ·
et de ceux qui la visitent depuis quinze siècles. Voilà que les dé-
tours commencent et se multiplient en se compliquant beaucoup,

du moins pour ceux qui descendent dans ces lieux pour la première fois....

Il serait trop long de rappeler avec détail ce que sont les catacombes : d'ailleurs, vous pouvez le savoir par quelques lectures particulières. Je me bornerai à dire que c'est ce cimetière de Saint-Sébastien qui porta le premier le nom de Catacombe, ensuite donné aux autres lieux de sépulture chrétienne dans les premiers siècles. Ce qui frappe surtout dans cette catacombe de Saint-Sébastien, c'est l'emplacement de la chaire sur laquelle était assis le pape saint Étienne, quand il eut la tête tranchée. Car les soldats parvenaient quelquefois à surprendre les chrétiens dans certaines parties des catacombes, surtout quand elles n'étaient pas grandes....

Après avoir jeté un long regard sur cette célèbre voie Appienne, *la reine des routes*, qui allait de Rome à Brindes (558 kilomètres), et sur le tombeau de Cæcilia Metella, l'un des monuments les plus remarquables en ce genre et qui se trouve à peu de distance de la catacombe de Saint-Sébastien, nous rentrons dans la ville et nous dirigeons vers le Capitole dont le nom seul réveille tant de souvenirs.

Nous visitons tout d'abord le palais des *Conservateurs*, faisant face au musée, puis le palais du *Sénateur*, qui rappelle l'ancien Sénat : l'un et l'autre sont décorés magnifiquement et renferment déjà bien des richesses artistiques. Mais c'est surtout dans les salles du musée qu'elles sont, pour ainsi dire, accumulées. Salle des bronzes, salle des sarcophages, salle des colombes, salle des hommes illustres, salle des empereurs.... Chacune demanderait de longues explications. Deux mots seulement sur la salle contiguë à celle des empereurs et qui porte le nom de salle du gladiateur mourant. On voit là au milieu de statues qu'on peut appeler autant de chefs-d'œuvre, le chef-d'œuvre par excellence : le gladiateur mourant. «Il est difficile de se représenter une œuvre plus parfaite comme anatomie, comme naturel et comme expression. Aujourd'hui tout le monde est d'accord pour y voir un Gaulois blessé. » Cette statue a été retrouvée dans les jardins de Salluste. Le gladiateur porte au côté droit une blessure d'où le sang coule. Il s'appuie de la main droite sur le sol, et sa tête, dont les cheveux sont comme hérissés, s'incline avec une expression mêlée de tristesse, de souffrance et de désespoir. Et penser que c'est par milliers qu'il faut compter les malheureux qui ont ainsi reçu la mort dans les cirques et les amphithéâtres !....

CINQUIÈME LETTRE.

Afin de mettre un peu d'ordre dans ce désordre inévitable d'un récit de fêtes religieuses et de visites aux monuments les plus célèbres de l'antiquité chrétienne et païenne, j'ai réservé pour un dernier entretien notre course à Albano et à Frascati, et le voyage un peu plus long à Naples, Portici et Pompéi, au pied du Vésuve.

La première excursion nous prend une journée, et je ne vous

étonnerai pas en disant que c'est la plus fraîche que nous ayons passée sous le ciel d'Italie. On arrive à la station d'Albano après une heure de chemin de fer, et aussitôt commence cette montée en omnibus qui nous conduit à une petite ville de six mille âmes dans la situation la plus heureuse qui se puisse imaginer. Des arrangements pris sur le champ mettent à notre disposition un cicerone intelligent. Il est accompagné d'un habile cocher, qui connaît la vigueur de ses deux petits maigres chevaux et leur fait faire en quelques heures, *par monts et par vaux*, une course rapide, interrompue seulement par des visites aux différents monuments ou des explications données sur place.... Nous quittons la ville et nous trouvons en quelques instants sur les bords du lac d'Albano. Ce lac, qui occupe la place d'un cratère éteint, a six milles (2 lieues) de tour et une profondeur moyenne de 142 mètres. Qui sait si le Vésuve, dont je parlerai bientôt, ne sera pas aussi plus tard un grand lac d'une profondeur effrayante ?... Quels magnifiques points de vue de tous côtés et comme l'on découvre bien, à quatre lieues au moins, les flots bleuâtres *(cœruleus liquor)* de la Méditerranée et les marais pontins d'une part, et de l'autre les montagnes de la Sabine et les Apennins !

Au moment où notre voiture s'arrête devant l'un de ces plus magnifiques tableaux, notre cicerone nous fait remarquer que le point où nous sommes s'élève de 372 mètres au-dessus de la mer. Aussi quelle fraîcheur malgré le soleil ardent du midi.... Voici la villa de Pompée; plus loin celle de Domitien, avec les ruines assez considérables d'un grand cirque. Car, à la campagne comme à la ville, il fallait que ces hommes de sang pussent se donner le spectacle du meurtre.... Nous passons à Aricie et bientôt nous montons à pied les hauteurs qui dominent le petit lac de *Nemi*, occupant aussi le fond d'un cratère à 338 mètres au-dessus du niveau de la mer.... Nous voulons au retour visiter Marino et Frascati. « Une route des plus pittoresques contournant les bords du cratère au fond duquel est le lac d'Albano, et offrant d'un côté des aspects sur le lac, de l'autre la vue de la campagne de Rome, monte, à travers des forêts, à Castel-Gandolfo. » C'est là que le Souverain-Pontife passe d'ordinaire quelques semaines à l'époque des plus grandes chaleurs de Rome. Quel modeste palais ! Combien d'hommes aujourd'hui, enrichis par un commerce de quelques années, ne le trouveraient pas digne d'eux !... Puis se présente la petite ville de Marino, sur un point très-élevé. Nos vigoureux petits chevaux nous font enfin parvenir à une heure bien convenable à Frascati, où les villas les plus somptueuses s'offrent de toutes parts à nos yeux.... De Frascati à Rome, agréable parcours de chemin de fer, varié par l'aspect de grands aqueducs en ruines.

Après un intervalle de quelques jours et de nouvelles fêtes religieuses célébrées à Rome, nous entreprenons notre voyage à Naples. Allons y à grande vitesse sur le papier comme sur le sol.

Nous quittons Rome et passons successivement devant Albano, déjà connu, Velletri, qui s'élève en amphithéâtre sur le penchant d'une colline, Aquino, patrie de saint Thomas d'Aquin, le docteur angélique , devant Cassino , célèbre par son abbaye qui domine la montagne de ce nom (le mont Cassin). Quel site heureux et qu'il convient admirablement aux contemplations du cénobite comme aux méditations du savant ! On doit se sentir plus près de Dieu et de la vérité sur ces hauteurs sereines, inaccessibles, ce semble, aux petites passions aussi bien qu'aux vains bruits du monde. C'est là que saint Thomas, âgé de cinq ans, fut conduit par ses parents pour être formé à la science et à la vertu. On sait à quel degré il acquit l'une et l'autre.... Nous voici devant Capoue : le bruit des tambours qui s'exercent sur les glacis de la ville, n'empêche pas de penser quelque peu à Annibal et à ses soldats amollis par les délices de la Campanie. Plus loin c'est Caserte et son château royal , en face duquel se trouve la station. L'extérieur n'est pas grandiose ; l'intérieur renferme , dit-on , de grandes richesses de toute nature.... Enfin voilà le Vésuve, qu'un voyageur nous montre d'abord sur notre droite , puis sur notre gauche , à cause de la courbe que décrit la voie ferrée avant d'entrer à Naples.... Nous quittons la gare sans être trop importunés par les prétendus lazzaroni, que nous ne faisons pas mine de comprendre. C'est le moyen le plus expéditif de s'en débarrasser. Un omnibus nous conduit à l'hôtel de Genève où l'on serait tout-à-fait bien s'il n'y avait pas 108 degrés à monter pour arriver à sa chambre. Cet escalier en marbre blanc est magnifique ; mais encore.... 108 degrés quand on arrive déjà fatigué d'un parcours de 261 kilomètres !

Ce que je pourrais vous écrire , mes chers enfants , sur les églises et les principaux monuments de Naples ressemblerait beaucoup à ce que j'ai dit ailleurs : l'or, l'argent, le marbre, toutes les richesses y sont accumulées jusque dans les moindres chapelles. J'ajouterai avec bonheur que la piété de la population répond à cette magnificence de la maison de Dieu. Il serait à désirer que toutes nos églises en France fussent aussi remplies le Dimanche que l'étaient , à Naples, celles dans lesquelles nous sommes entrés , le 2 juillet, fête de la Visitation de la sainte Vierge , toujours chômée en Italie. Le respect humain n'y est guère connu, et l'on pouvait voir, de tous côtés , dans ces églises , des hommes , des jeunes hommes , agenouillés sous les yeux de l'assistance et faisant leur confession au prêtre assis auprès d'eux. Pour les hommes , à Naples, le confessional est, pour ainsi dire, partout dans l'église. Du reste, un ecclésiastique m'a assuré que quelque chose de semblable existe dans le Midi de la France , à Marseille en particulier.... Heureuse simplicité de la foi !...

Parlons maintenant de Pompéï, où j'ai hâte de vous introduire avec mes deux compagnons de voyage. Nous y arriverons après avoir traversé Naples et une sorte de faubourg continu de trois à quatre lieues. Il porte successivement les noms de Portici , l'ancien *Herculis Porticum;* de Rosina, ancien port d'*Herculanum;* de Torre del Greco , si souvent ravagé par les courants de lave du Vésuve, et qui perdit 400 habitants en 1737; de Torre dell' Annunciata, où l'on fabrique la poudre et les armes à feu , comme si le volcan ne présentait pas déjà un danger assez terrible et assez permanent.

Cette course en voiture , de Naples à Pompéï, nous permet de considérer à loisir les Napolitains livrés à tous les genres de grand et petit commerce. Quelle vivacité ! Quelle agitation ! On dirait véritablement, dans certains quartiers, que tout le monde vit ou travaille dans la rue. Non-seulement une foule de marchands ont leurs établis sur la voie publique, mais encore des menuisiers, des serruriers, des forgerons.... Nous sommes loin, vous le comprenez, de la régularité symétrique des boulevards parisiens. Chaque pays a ses goûts et ses habitudes.... Même originalité, si l'on considère les nombreux attelages qui se croisent partout au milieu des cris et des rires de ces gais Napolitains. Voici le plus remarquable que j'ai rencontré : Un petit cheval, une vache et un baudet; le véhicule répondait à l'attelage. Le tout s'avançait majestueusement dans l'une des belles rues qui longent le golfe de Naples si justement renommé. D'où je conclus, et bien d'autres habitudes me confirment dans mon jugement, que le vrai Napolitain n'a pas plus de respect humain dans la rue que dans l'église, et qu'il ne rougit jamais ni de sa condition ni de sa foi. C'est le fond de son caractère ; l'esprit religieux l'a développé encore.

Enfin, après avoir porté mille fois nos regards, à droite, sur ce port magnifique de Naples, toujours couvert d'embarcations, à gauche, sur ce formidable Vésuve, qui domine le paysage où il s'élève à 1,200 mètres environ, nous arrivons à Pompéï, « Pompéï, la plus grande curiosité de l'Italie, on pourrait dire du monde ! On s'y retrouve au milieu d'un monde antique; non de cette antiquité morte, entrevue à travers les textes des livres, les doutes et les conjectures des érudits, mais de l'antiquité dans sa réalité matérielle. Une ville tout entière est là sous nos regards, conservée telle que l'ont laissée ceux qui l'habitaient il y a 1,800 ans. L'on peut errer dans ses rues, visiter ses temples, ses théâtres, ses édifices, pénétrer dans les pièces les plus reculées des maisons particulières, retrouver, dans les caves (la maison de Diomède, par exemple, à l'entrée de la ville), les amphores de la dernière vendange; voir sur les murailles les inscriptions et les caricatures crayonnées par le passant.... L'illusion est si vive, si présente, qu'on oublie involontairement les dix-huit siècles qui nous séparent de cette population disparue, et l'on s'imaginerait volontiers qu'il faut se hâter de profiter de la solitude momentanée de la cité et que les habitants vont y revenir.... » Pendant deux à trois heures, accompagnés d'un guide qui connaît parfaitement tous les lieux, nous allons circuler dans Pompéï, toujours en présence de ce silencieux et terrible cone du Vésuve, d'où sortirent la cendre, la pierre et la lave sous lesquels fut engloutie la ville entière....

Il se trouve, mes chers enfants (et cela vous permettra de mieux comprendre mes explications), il se trouve que le plan de Pompéï a beaucoup de rapports avec celui de Douai. L'emplacement bien connu de ses huit portes a permis aux géographes de tracer son périmètre ; or, ce périmètre, comme celui de Douai, forme une sorte d'ovale. Supposons donc que la porte de la *Marine*, par laquelle nous entrons à Pompéï, est notre porte de Paris à Douai, et la porte de

Sarno notre porte Morel ou de Lille. Supposons encore que la porte du *Vésuve,* ainsi appelée parce qu'elle est dans la direction du volcan, remplace notre porte d'Équerchin ou de Béthune, et la porte de *Stabia* notre porte de Valenciennes ou de Notre-Dame. Cela établi, il devient facile de nous suivre dans les ruines de Pompéï. La partie découverte, déblayée, partout accessible au voyageur, est celle qui répond à la partie de Douai comprise entre une ligne presque droite, allant de la porte d'Équerchin à celle de Valenciennes, et tout son périmètre en passant successivement par la porte d'Arras, l'entrée des eaux, la porte de Paris et le Barlet jusqu'à la porte de Valenciennes. Le reste, c'est-à-dire plus des deux tiers de la ville, est encore enseveli sous les cendres.

Cette porte de la *Marine* par laquelle nous entrons dit assez que Pompéï, aujourd'hui à 3,700 mètres du rivage, était, à l'époque de sa ruine, un port de mer sur la côte orientale du golfe de Naples. La partie découverte qui est sur notre droite (et qui répond à la partie de Douai comprise entre la porte de Paris et celle de Valenciennes), a peu de rues mais beaucoup d'édifices publics. Nous visitons successivement le temple de Vénus : l'autel de la déesse; le lieu où était sacrifiée la victime, les restes des quarante-huit colonnes qui soutenaient quatre portiques, tout est là. Des mosaïques bien conservées disent encore quelle était la richesse de ce temple.... La basilique, l'un des plus grands monuments de Pompéï, est presque attenant au temple de Vénus. Là encore sont vingt-huit colonnes dont il ne reste que des tronçons. Le *Forum civile* se rattache à la basilique ainsi qu'un temple de Jupiter. Voici un autre temple dédié à Mercure, un autre encore à Isis; enfin un second *Forum* de forme triangulaire.... Un peu plus loin apparaît le grand théâtre bien conservé, l'Odéon, et encore le quartier des soldats qui nous conduit près de la porte *Stabia*.... Ces monuments examinés, nous nous engageons dans des rues généralement droites, peu larges, à cause de l'excessive chaleur, pavées irrégulièrement et en lave. Dans le milieu de la plupart de ces rues se trouve une fontaine publique, alors alimentée par l'eau qu'amenaient des canaux en maçonnerie et qui était distribuée partout au moyen de tuyaux en plomb. Ça et là on rencontre une ou deux grosses pierres, qui permettaient dans les pluies torrentielles de passer, sans se mouiller les pieds, d'un côté de la rue à l'autre. De plus, il y a de chaque côté des maisons un trottoir très-élevé et sans largeur.

Quant aux maisons, la plupart ont deux étages, quelques-unes trois.... les pièces sont généralement petites. La disposition ordinaire comprenait deux cours intérieures environnées de portiques et d'appartements : la première, destinée aux hommes et aux affaires de la vie publique; la seconde, affectée à la famille proprement dite et aux choses de la vie privée.... La description seule d'une grande maison particulière demanderait des explications que ne comporte pas une lettre. Un autre genre de détails aura plus d'intérêt pour vous. Suivez-moi ; écoutez et quelquefois lisez.

Voici quelques maisons à l'entrée desquelles se trouvent des mosaïques. L'une d'elles porte ces deux mots : *Salve, lucrum ;* une autre : *Have.* Plus loin c'est un sanglier qui lutte contre deux chiens... Voici des amphores de toute dimension. Là habitait un marchand d'huile ; à côté c'était un marchand de vin. Une boulangerie apparaît à l'entrée de la rue d'Herculanum. « Quand on découvrit cette boutique en 1809, le blé, la farine dans les amphores, les vases pour l'eau, tout était encore en place : il n'y avait qu'à allumer le feu et chauffer le four pour reprendre la fabrication interrompue depuis dix-huit siècles.... »

En continuant cette rue d'Herculanum, nous rencontrons successivement deux boutiques de cuisiniers ; puis la maison du pesage, où l'on a trouvé des balances, des pesons, et beaucoup de poids en marbre, en basalte, en plomb ; puis encore la maison d'un chirurgien, reconnue par ses instruments de chirurgie. Voici une maison des Vestales, décorée de mosaïques et de peintures : là encore se retrouve en mosaïque le mot Salve à l'entrée de la maison. Puis un *thermopolium*, ou café, maison où l'on vendait des boissons chaudes.... Enfin une auberge tenue par un certain Albinus, et où l'on découvrit des squelettes de chevaux, des mors, des brides, des fragments de roues de char.... Cette dernière maison est assez rapprochée de la porte d'Herculanum, qui conduit à la rue des Tombeaux en dehors de la ville.

Nous visitons de la même manière la rue des Thermes, celles de la Fortune, de Mercure, de Modestus, du Faune. Dans une des maisons de cette rue du Faune, on voit la mosaïque représentant la bataille d'Issus. Elle est très-grande et bien conservée.... Nous reconnaissons la prison où furent trouvés deux squelettes ayant aux jambes des entraves de fer.... Puis viennent des écoles de gladiateurs.... Nous entrons encore dans une multitude de maisons qui présentent toutes leurs singularités au-dedans, quelquefois au-dehors. Voici l'inscription que je lis à la porte d'un apothicaire ou pharmacien : *Otiosis non est hic locus ; discede, morator.* Cet homme-là n'aimait pas à voir les oisifs s'arrêter devant son magasin : il les invite à passer outre.

Enfin (car il faut se borner), nous nous dirigeons vers le lieu où se continuent les fouilles. Une maison allait bientôt être rendue à la lumière du jour. La chambre dans laquelle nous entrâmes n'avait plus qu'un mètre environ de cendres sur toute sa surface....

Vous ne serez pas surpris si je vous dis que, dans cette chambre encore à moitié remplie de cendres, les yeux devaient se détourner de certaines peintures, tristes témoignages de la perversité païenne. Oui, des peintures le plus souvent, des sculptures et des mosaïques quelquefois, et toujours des scènes de cruauté ou de licence, des combats sanglants ou des souvenirs impurs de la mythologie. Et cependant la pudeur chrétienne, si affaiblie de nos jours, a fait renfermer à Naples un grand nombre de ces objets.... Oh ! que saint Paul disait vrai lorsqu'il signalait en quelques mots l'état de cette société païenne.... « *Gentes ambulant in vanitate sensûs sui, tenebris obscuratum habentes intellectum, alienati à vitâ Dei per igno-*

rantiam quæ est in illis, propter cœcitatem cordis ipsorum.
Qui desperantes semetipsos tradiderunt impudicitiæ, in opera-
tionem immunditiæ omnis.... Comme les Gentils, qui suivent dans
leur conduite la vanité de leurs pensées ; qui ont l'esprit plein de
ténèbres , qui sont entièrement éloignés de la vie de Dieu , à cause
de l'ignorance où ils sont, et de l'aveuglement de leur cœur ; lesquels ayant perdu toute espérance , s'abandonnent à l'impudicité et
se jettent dans toutes sortes d'impuretés.... •

On a retrouvé des cadavres en différentes parties de la ville : on
en trouvera plus encore probablement, surtout aux alentours de
l'amphithéâtre. C'est là que la population était réunie quand arriva,
au milieu du jour, le 23 novembre 79 , l'épouvantable catastrophe.
Quatre de ces cadavres découverts , réduits en cendres , sont là
sous une sorte de grand cercueil en verre. On croit que c'est le père,
la mère et deux de leurs enfants. Ces deux enfants annoncent un âge
de treize ans et quinze ans environ. Ils ont été trouvés la bouche
comme fixée sur le sol où sans doute ils cherchaient à respirer. On
les a laissés dans cette même position. Ce spectacle fait horreur !...
Dix-neuf cadavres ont été pareillement retirés de la cave d'un certain Diomède. Nous sommes descendus dans cette cave, et malgré
l'humidité qui ne permettait pas d'y rester longtemps , nous vîmes
des amphores et des vases préparés pour le vin...., le lieu où les
cadavres avaient été recueillis et, sur la paroi d'une muraille, l'em-
preinte visible du visage d'une des victimes dont la tête y était
comme collée. Je passe sous silence deux établissements publics de
bains : tout y est encore à sa place, même les tuyaux de plomb
pour la conduite des eaux dans les bassins en marbre... Je ne parle
pas non plus des écoles de gladiateurs.... Nous sortons enfin par la
porte d'Herculanum ou des Tombeaux, ainsi appelée à cause des
nombreux mausolées élevés à droite et à gauche de cette route située dans la direction de Naples. C'est là, à peu de distance, que se
trouve une villa de Cicéron, où le grand orateur romain composa ,
dit-on , son traité *De Officiis.*

Vous dire, maintenant, mes chers enfants, ce qu'on éprouve en
s'éloignant de cette ville, surprise au milieu de tous les désordres de
son idolâtrie et de sa corruption , qu'elle révèle , après 1,800 ans ,
à une société toujours chrétienne, malgré ses lamentables faiblesses ,
c'est un sentiment d'inexprimable reconnaissance pour le Dieu, bon
et miséricordieux, qui nous a arrachés à la puissance des ténèbres et
nous a fait passer dans le royaume de son Fils bien-aimé, par le
Sang duquel nous avons été rachetés....*Qui eripuit nos de potestate*
tenebrarum et transtulit in regnum Filii dilectionis suæ, in quo
habemus redemptionem per Sanguinem ejus.... Peut-être relirez-
vous maintenant avec un nouvel intérêt le livre intitulé : *Dernier*
Jour de Pompéi.... Je vous engage à le faire et à ne pas perdre le
grand enseignement moral qui ressort de l'histoire si tragique de la
ruine de cette ville païenne.

Nous revenons à Naples en continuant nos observations : le
Vésuve, qu'on croirait à deux jets de pierre et dont le sommet est

à plus de trois lieues, le Vésuve reparaît maintenant à notre droite ; les belles eaux de la Méditerranée sont à notre gauche, au-dessus de notre tête, le soleil est toujours brûlant malgré l'heure assez avancée et pendant une demi-heure environ une poussière volcanique blanchit nos habits et surtout nous dessèche la gorge.... Voilà les équipages variés qui reparaissent : la plupart peu élégants, mais chargés de francs et gais campagnards. De chaque côté de la voie publique sont des villas que nous remarquons mieux encore que le matin, et aussi des habitations multipliées qui ne brillent ni par le luxe ni par la propreté. Que nos populations du Nord auraient du mal à comprendre et surtout à prendre ces habitudes de la vie napolitaine.... Et pourtant cette population paraît contente et heureuse. Concluons-en qu'il faut bien de la discrétion et de la réserve pour porter un jugement sur un pays.... Il y a souvent beaucoup de légèreté ou de suffisance dans cette disposition de certains voyageurs à critiquer et condamner tout ce qu'ils ne trouvent pas conforme à leurs inclinations, à leurs goûts et à leurs habitudes....

Je passe sous silence la cathédrale de Naples, Saint-Janvier, sa chapelle et son trésor; la magnifique église de l'Annunciata, celle de Sainte-Claire, etc...; le palais royal, la promenade publique, le Pausilippe, la grotte de la sybille, etc.... Quelques courses faites dans la soirée nous permettent de remarquer qu'à Naples comme à Rome, presque toutes les maisons ont dans leur intérieur une petite chapelle de la Sainte-Vierge devant laquelle brûle une lampe ou un cierge. Dans beaucoup de familles ce luminaire est entretenu le jour aussi bien que la nuit. C'est comme le *laus perennis*, la louange perpétuelle, à la Bienheureuse Mère de Dieu.

Rentrés à Rome, nous donnons deux jours encore à la visite de ses monuments les plus importants. Ces deux jours furent vite écoulés, et il fallut songer au retour. J'allai donc une dernière fois à la basilique de Saint-Pierre adorer Dieu et rendre mes hommages à son représentant sur la terre. Devant cette Confession de Saint-Pierre, élevée à l'endroit où furent déposés par saint Anaclet les restes du Prince des Apôtres ; auprès de ce tombeau environné de pieux pèlerins autant que de lampes riches et brillantes, je m'agenouillai, le cœur profondément ému. Deux paroles de saint Pierre, que tout rappelle dans ces lieux, m'inspirèrent alors la prière que j'adressai à Dieu pour vous et pour moi. « Vous êtes le Christ, Fils du Dieu vivant;... vous avez les paroles de la vie éternelle, » avait répondu saint Pierre, dans une circonstance solennelle, à Notre-Seigneur qui l'interrogeait sur sa foi. « Seigneur, vous savez que je vous aime, » répondit encore l'apôtre, après la résurrection, alors que Notre-Seigneur allait lui confier la conduite de ses brebis et de ses agneaux. Eh bien ! mes chers enfants, j'ai demandé au Ciel que toujours, vous aussi, vous ayez dans le cœur, et quand il le faudra, sur les lèvres, ce double témoignage de la Foi et de l'Amour, afin que Jésus-Christ que, malgré les blasphèmes de l'impiété et du libertinage, vous aurez reconnu et confessé devant les hommes, vous reconnaisse, selon sa promesse, et vous glorifie devant son Père au jour de votre mort.

En descendant les degrés de la basilique de Saint-Pierre, je tournai les yeux vers les fenêtres des appartements occupés habituellement par le Saint-Père, et du fond du cœur, pour vous et pour moi encore, et en union avec tous les cœurs catholiques, je répétai trois fois cette parole que nous avons si souvent chantée ensemble : « *Dominus conservet eum et beatum faciat eum in terrâ et non tradat eum in animam inimicorum ejus :* Que Dieu le conserve, qu'il le rende heureux sur la terre et qu'il ne livre pas sa vie au pouvoir de ses ennemis. »

SIXIÈME LETTRE.

Il était temps de prendre les dernières dispositions du départ : elles sont prises. Une voiture nous mène à la station. A 8 h. 15 m. le signal est donné, nous partons. En sortant de la gare, nos yeux aperçoivent la belle colonne et la statue de la sainte Vierge, élevée en face de Sainte-Marie-Majeure. L'*Ave, Maria* (l'*Angelus*), sonnait dans les différentes églises. J'adressai à la sainte Mère de Dieu cette douce salutation qui fut ma dernière prière dans Rome ; puis, m'unissant de cœur à vous tous, mes chers enfants, qui en ce moment deviez être à la chapelle occupés à dire la prière du soir, je récitais moi-même ma prière pour la nuit que nous devions passer en chemin de fer.

Nous roulons sur ce chemin de fer ; pas aussi vite pourtant que je l'aurais voulu. Enfin la locomotive est lancée à toute vitesse : *nous dévorons l'espace*, comme a dit un poète ; nous arrivons à Terni. Là, au milieu de la nuit, premières fumigations. Ceux qui ignorent ce que c'est que ce procédé désinfectant pourront prendre des informations... Voici Spolette, dont les ducs ont exercé si souvent la patience des Papes par leur tyrannie ; Assise à jamais célèbre par saint François, le patriarche d'Assise et le père de la grande famille franciscaine. Qui comptera les évêques, les martyrs, les saints qu'elle a donnés à l'Eglise depuis six cents ans ? Pérouse, qui ne laisse pas oublier qu'elle a été la capitale de l'Ombrie; le lac Trasimène, que longe le chemin de fer pendant un temps bien suffisant pour permettre au voyageur d'évoquer tous ses souvenirs historiques. « Les Romains y combattirent en désespérés pendant trois heures, mais la mort de Flaminius fut le signal d'une déroute générale. La cavalerie carthaginoise fondit alors sur les fuyards, et le lac, le marais de Borghetto, la plaine du Sanguinetto (théâtre principal du carnage) furent jonchés de morts. » Cortone, célèbre surtout au treizième siècle par ses luttes intestines, et plus encore par sa célèbre pénitente, sainte Marguerite de Cortone, dont la touchante histoire a converti tant d'âmes égarées. Arezzo, si chère à tous les musiciens, à cause de son illustre Guittone (Gui d'Arezzo) ; et enfin Florence, la ville des Médicis.

Nous visitons cette antique capitale de la Toscane, située au pied des Apennins; mais ici encore on ne peut qu'indiquer à la hâte les monuments principaux, si riches en tableaux, sculptures et dorures du plus grand mérite. La cathédrale, le campanile, le baptistère, etc., sont admirables.... Les Italiens n'épargnent rien pour embellir surtout l'intérieur de leurs églises. Que de richesses accumulées partout !... Devant notre hôtel coule l'Arno, dont les eaux sont jaunâtres comme celles du Tibre. Ce qui n'empêche pas les embarcations les plus gracieuses de glisser légèrement sur ses flots, pendant que les piétons se promènent sur le quai et que de nombreux équipages de toute forme roulent sur les belles grandes pierres des rues. Florence est certainement une des villes les plus régulières, les plus élégantes et les mieux entretenues de l'Italie; tout atteste que les beaux-arts y sont cultivés avec succès; mais, si Savonarole reparaissait, il aurait encore, je crois, bien des reproches à adresser à ceux qui oublient dans leurs expositions les saintes règles de la pudeur. Faut-il donc qu'un païen (le poète Juvénal) fasse sur ce point la leçon à des chrétiens : *Maxima debetur puero reverentia... pueri ne tu contempseris annos.*

Nous reprenons le chemin de fer à la nuit tombante. Ma tête aussi tombe de fatigue et j'espère bien faire une nuit passable, même sur mon dur oreiller. Déception ! A peine avons-nous passé Pistoia, trop célèbre par le combat désespéré dans lequel Catilina trouva la mort, que nous nous engageons dans une succession interminable de tunnels, sous la chaîne des Apennins. Heureusement, nous n'étions pas avertis et nous pouvions penser à chaque instant que notre tourment allait bientôt finir. La fumée qui sort de la cheminée et ne trouve plus d'issue, la poussière noire et volcanique soulevée dans les tunnels malgré le ralentissement du train, la chaleur excessive dans ces lieux privés d'air et ces wagons hermétiquement fermés, l'obscurité, le roulement sourd, le strident du sifflet à différents intervalles, tout concourait à donner un caractère particulièrement sombre et désagréable à ce parcours de 80 kilomètres. C'est à peine s'il y avait entre chaque tunnel un espace suffisant pour respirer librement quelques minutes.

Enfin nous arrivons à Bologne..., *et frigus captamus opacum...* Déjà le jour commence à poindre, et malgré une grande envie de dormir, je lutte contre le sommeil pour considérer attentivement les belles plaines du nord de l'Italie. Quel contraste subit ! On ne peut en croire ni ses yeux, ni ses oreilles, enfin délivrés de cette obscurité et de cet étourdissement des tunnels.... Voilà Modène (Mutina), si tourmentée, si ensanglantée pendant les guerres des triumvirs ; Parme, qui n'a pas besoin de remonter si haut pour rappeler ses infortunes les plus touchantes et les moins méritées ; Plaisance, presque toujours associée aux malheurs des villes ses voisines ; Alexandrie, place très-fortifiée du Piémont, et dont le nom rappelle l'un des Papes (Alexandre III) qui se montrèrent les plus zélés défenseurs de la liberté italienne contre les empereurs d'Allemagne et Frédéric Ier en particulier. D'Alexandrie à Novi, et jusqu'à Gênes surtout, le pays change de nouveau et complètement d'aspect. « C'est une suite continuelle de montées et de descentes, de gorges et de ravins, de passages étroits et difficiles, dans le cœur des Apennins. » La sécheresse est telle en ce moment que partout des ponts de trois, cinq et même six arches considérables se présentent au-dessus de torrents ou de rivières sans eau. On sèche le linge ou on enlève les pierres sur des chariots au milieu de ces courants qui, à certaines époques, doivent avoir une largeur effrayante. Nous suivons l'une de ces rivières desséchées jusqu'à l'entrée même de Gênes, où nous arrivons après avoir pénétré assez avant dans la ville. La station est rapprochée du port; notre hôtel (hôtel de France) est en face. Encore une fois le quatrième étage ou quatrième piano, comme disent les Italiens : et toujours le marbre luisant et les dorures; ce qui ne rend pas moins pénible cette véritable ascension (j'ai bien compté) de 118 degrés... Gênes est une des villes que nous avons le mieux vues. On pourrait dire beaucoup de choses intéressantes sur sa cathédrale de Saint-Laurent, sur son église de l'Annunziata, sur son palais ducal, son palais royal, autrefois palais Durazzo, sur sa promenade de l'*Acqua sola* où l'on jouit d'une magnifique vue sur les montagnes dominant, par trois côtés différents, l'ancienne capitale de la Ligurie ; enfin sur ce beau port, de forme circulaire et de 20,000 mètres de largeur environ. Dans la soirée du Dimanche 7 juillet, nous nous faisons conduire par une petite embarcation jusqu'au vapeur l'*Alsace* à l'ancre près du phare; ce qui nous permet de voir la ville déjà éclairée de toutes parts sur les hauteurs où elle s'élève en amphithéâtre, et en même temps les nombreux vaisseaux réunis sous les yeux de cette patrie de Christophe Colomb.... Je n'aspire pas, comme ce grand homme et ce grand chrétien, à découvrir un nouveau monde; mais il me tarde bien de vous revoir et de me retrouver au milieu de vous.... Patience : on nous assure une place sur le beau et grand vapeur, et demain à deux heures nous prenons la mer...

Les deux ancres levées, notre très-long bateau à quatre mâts sort lentement du port et s'avance en pleine mer. Nous sommes cinquante passagers environ, tous prêtres : au milieu de nous paraît tout-à-coup le vénérable évêque de Coutances. Aussitôt que les commandements donnés par le capitaine ont été exécutés par ces matelots, un prêtre déjà âgé entonne vigoureusement l'*Ave, Maris Stella*, que continuent tous les passagers réunis sur le pont, la tête découverte et les yeux fixés vers la ville de Gênes qui s'éloigne insensiblement. L'invocation à Marie terminée, nous répétons trois fois en chœur la prière pour le Souverain-Pontife : *Oremus pro Pontifice nostro Pio...* Que Dieu le conserve.... L'évêque de Coutances récite ensuite l'oraison pour le Pape, puis commencent les causeries sur Rome et Lorette, Naples et Venise, le mont Cenis et le Vésuve ; puis encore, car rien ne pouvait être oublié, les habiletés des pikpockets italiens, peut être anglais, les fumigations, les agréments d'une petite traversée en mer. Jusqu'alors, en effet, il n'y avait que des agréments pour tous. Prêtres de Cambrai et de Bayonne, de Tours et de Besançon, de Coutances et de Périgueux, de Tulle et d'Orléans, étaient là causant comme de vieux amis. Il n'y a rien comme le pont d'un bateau à vapeur, pour établir ces rapides communications, et la charité chrétienne pour leur donner un caractère particulier de cordialité et de confiance mutuelle.

Cependant le bateau avance : Gênes a disparu depuis longtemps, et nous apercevons, sur notre droite à l'horizon, Savone, dont le nom réveille le souvenir de Pie VI, la douce victime de la Convention, Port-Maurice et d'autres petites localités. Il est nuit quand nous passons devant Nice : le matin venu, des va-et-vient multipliés et incertains annoncent l'embarras de plusieurs passagers, à qui un roulis plus sensible donne le mal de mer. Le vent plus fort et surtout d'une plus favorable direction permet d'étendre les voiles : nous gagnerons deux à trois heures, mais elles seront payées assez chèrement par quelques-uns.... Bref, tous les maux de cette vie ont un terme, et cette fois le mal n'attendit pas l'entrée du port.

A part quelques passagers, vraiment malheureux et peu faits pour voyager sur le *liquide élément*, tous nous étions souriants et alertes, attendant l'heure où Notre-Dame de la Garde apparaîtrait à nos yeux. Avant cet heureux moment, la cloche sonna le déjeûner auquel plusieurs durent renoncer, et pour cause. Le repas fini, des médailles, recueillies parmi les passagers, furent distribuées par Monseigneur de Coutances aux hommes de l'équipage. Tous en rang sur une ligne, ils reçurent avec joie cette médaille et quelques bonnes paroles. Il eut été difficile de trouver des chefs plus dignes que ceux qui commandaient l'*Alsace*, et des matelots plus respectueux et plus à leur devoir.... La traversée continue et nos yeux, à la recherche de tout ce qu'ils peuvent saisir sur l'étendue des flots, aperçoivent six belles corvettes.... Elles sont là en rade auprès d'Hyères et s'exercent souvent, nous dit-on, à de savantes manœuvres.... Nous passons entre ce port d'Hyères et les îles du même nom, si renommées pour la pureté de leur climat. C'est à l'établissement pénitentiaire établi dans une de ces îles qu'eut lieu, il y a quelques années, une révolte tristement célèbre par la perversité et le cynisme des jeunes scélérats qui y avaient pris part. Sans la religion, l'homme, sous le ciel même le plus doux, est toujours capable de se livrer aux actes les plus atroces. Il n'y a que les pensées et les habitudes morales qui adoucissent véritablement les mœurs.

Enfin, les énormes blocs qui arrêtaient notre vue sont tournés par le vapeur, et voilà qu'un des passagers s'écrie : *Notre-Dame de la Garde!* La chapelle domine tout le paysage et surtout le magnifique port de Marseille. Aussitôt, tous les prêtres qui causent en groupes sur différents points du bateau, montent sur le pont, et, la permission demandée au vénérable évêque toujours au milieu de nous, un *Magnificat* solennel est répété en deux chœurs par les cinquante passagers. Ce chant fini, Monseigneur entonne le *Te Deum,* que nous continuons tous avec l'accent le plus pénétré et le plus religieux. Au moment où nous cessons, le capitaine donne ses premiers commandements pour l'entrée dans le port. A cinq heures trente minutes, nous mettons pied à terre. Vive la France !

Le lendemain , dans la belle chapelle de Notre-Dame de la Garde , je disais , avec un bonheur inexprimable , une Messe d'actions de grâces. Et là , comme partout ailleurs , mes chers enfants , vous étiez dans mon cœur et sur mes lèvres. En terminant mon récit comme je terminais alors mon pèlerinage , je vous communiquerai la prière simple et confiante que j'adressai en ce moment à Dieu pour vous tous. Eux aussi , me disais-je à moi-même , voyageront un jour comme moi et plus que moi : Faites, Seigneur, que l'onction de votre grâce les rende heureux partout ; que la protection de Marie les défende partout, et que toujours l'ange préposé à leur garde les guide et les ramène, comme le jeune Tobie, sains et saufs dans leur famille. *Ego sanum ducam et sanum reducam filium tuum.*

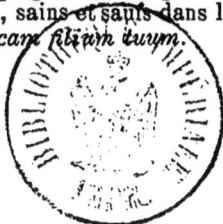

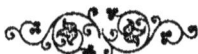

Lille. Imp. Béhague.

www.ingramcontent.com/pod-product-compliance
Lightning Source LLC
Chambersburg PA
CBHW060508210326
41520CB00015B/4140